Pia Andreatta
Das Trauma der anderen

Therapie & Beratung

Pia Andreatta

Das Trauma der anderen

Zur sekundären Traumatisierung in helfenden Berufen

Psychosozial-Verlag

Bibliografische Information der Deutschen Nationalbibliothek
Die Deutsche Nationalbibliothek verzeichnet diese Publikation
in der Deutschen Nationalbibliografie; detaillierte bibliografische Daten
sind im Internet über http://dnb.d-nb.de abrufbar.

Originalausgabe

Gesetzlich vertreten durch die persönlich haftende Gesellschaft Wirth GmbH,
Geschäftsführer: Johann Wirth
Walltorstraße 10, 35390 Gießen, Deutschland
06 41 96 99 78 0
info@psychosozial-verlag.de
www.psychosozial-verlag.de

Umschlagabbildung: *The Gypsy Girl Mosaic of Zeugma*,
Gaziantep Museum of Archeology, Foto: Nevit Dilmen
Umschlaggestaltung und Innenlayout nach Entwürfen von Hanspeter Ludwig, Wetzlar
Druck und Bindung: Druckhaus Bechstein GmbH,
Willy-Bechstein-Straße 4, 35576 Wetzlar, Deutschland
Printed in Germany

ISBN 978-3-8379-3298-0 (Print)
ISBN 978-3-8379-6252-9 (E-Book-PDF)
ISSN 3053-5239 (Print)
ISSN 3053-5247 (Digital)

Inhalt

kämpfe sind gefochten
furchtbares erlebt, überlebt
in Bildern (einge-)prägt
zeitlos vorbei, endlich

kann darüber (immer noch nicht) erzählt werden?

aber:
es gibt immer einen nächsten krieg
trag es also weiter, ohne wissen (wohin)
oder lad es ans flussufer, da wird es wohl sand haben!

man hört dir nicht wegen dir nicht zu –
du kannst dir nicht wegen dir nicht zuhören –
nein, das ist es nicht.
sondern wegen einer welt, die
immer und schon wieder einen neuen krieg bereithält
welchen willst du bezeugen?

ich war einst froh teil zu haben am bezeugen
ich fand meine grauen haare, die
mir bezeugten wie oft ich erschaudert bin
ohnmächtig, fassungslos
bezeugend vielleicht.

doch nun ahne ich,
wir müssen wohl alle für eine zeitlang
im schweigen versinken.

Pia Andreatta

»Was hilft?
Denken, denken – solange, bis jeder Muskel verstanden hat.«

Notiz der Autorin in einem Einsatz im Krieg

»Bion felt sick. He wanted to think. He wanted to think. He tried to think.«

Wilfred Bion schreibt in War Memoirs 1917–1919 *in der dritten Person über seine Erfahrungen als Soldat im Ersten Weltkrieg*

»Ich habe Leichen mit bloßen Händen ausgegraben, ich möchte darüber nicht reden, aber mein Verstand hat mich gerettet, er hat alle Emotionen ausgeschaltet. [...] geh in die Schreibstube, sammle Beweismaterial, finde Zeugen ...«

Benjamin Ferencz wird 1947 – mit 27 Jahren, nachdem er bei der Befreiung Mauthausens mitgewirkt hat – Chefankläger im sogenannten Nürnberger Einsatzgruppenprozess

Einleitung

Den Bildern und Schilderungen von erlittener Traumatisierung, Gewalt, Misshandlung und Verlust, kurz dem Leid anderer, können sich in entsprechenden Berufsfeldern Tätige nicht entziehen. Die Konfrontation mit Katastrophen und Traumatisierung von Menschen löst in der (Erst-)Versorgung, in der Beratung und Therapie oftmals Entsetzen oder Beklemmung bei aktiv Eingreifenden oder beim zuhörenden Gegenüber aus. Gerade in den Arbeitsfeldern um Trauma bedeutet die Unterstützung anderer die Begegnung mit menschlich mitverursachtem Leid, mit »schweren Schicksalen« – nicht zuletzt führt die Begegnung mit Trauma auch immer in die Konfrontation mit zentralen Fragen der Verwundbarkeit des Menschen und des Menschseins.

In beinahe jedem beruflichen Zugang zur Unterstützung von Überlebenden oder Opfern von Traumatisierung gilt das Primat der Beziehungsorientierung vor dem Primat der Technik. Auch wenn sich insbesondere in trauma*therapeutischen* Zugängen in den letzten Jahren »Techniken« weiterentwickelt haben, bleibt dennoch die Unmittelbarkeit in Begegnung und Beziehungsgestaltung in Beratung und Therapie zentral. Vor diesem Hintergrund müssen Modi dafür gefunden werden, den sprachlosen Schrecken zu ertragen, der Erzählung oder dem Nicht-Erzählbaren zuzuhören, den unfreiwillig in der Fantasie auftauchenden und sich weiter entwickelnden Bildern standzuhalten, die in die Körper anderer eingeschriebenen Reaktionsweisen wahrzunehmen und die Beschädigungen ohne allzu einfache Reparationsversuche oder Zynismus zu respektieren.

Das Unglücklichste an der *sekundären Traumatisierung* ist vielleicht weniger, dass es sie – als Grundidee für die Herausforderungen und Belastungen, die die Konfrontation mit dem Trauma anderer darstellen – gibt, als vielmehr der Begriff selbst. Zum einen ist es die numerische Bezeichnung, die wenig aussagt. Darum lade ich den Leser, die Leserin ein, sich gedanklich eher am Begriff der »Aporien« der Arbeit mit Trauma – zu orientieren. Als Aporien gelten all die Ausweglosigkeiten, Ratlosigkeiten und Paradoxien, die Trauma auch für Hilfestellende mit sich bringt. Zum anderen ist die Formulierung eines (sekundären) *Traumas* eine ebenso große Gleichmacherin (zwischen-)menschlicher Erfahrungen wie der häufig so inflationär gebrauchte Begriff des Traumas selbst. Vielleicht hat dies, insbesondere in Beratung und Psychotherapie, bislang zu wenig Echo geführt, die Formulierung einer sekundären Traumatisierung für die Belastungen der Arbeit mit Trauma für diese Berufsgruppen zu beanspruchen – wohl läge hier der Begriff der *traumatisierenden Übertragung* (Holderegger, 2012) näher. Jedoch tragen viele Untersuchungen und die entsprechenden Studiendesigns immer noch sehr undifferenziert zu der problematischen Homogenisierung *eines* Belastungstypus in allen mit Trauma konfrontierten Arbeitsfeldern und Berufsgruppen bei. Es wird auch bis zum Ende dieses Bandes kein neuer Begriff gefunden und eingeführt worden sein, aber ein Beitrag zur Aufhebung dieser Nivellierung und zur besseren Differenzierung der Aporien in der Arbeit mit Trauma – nicht zuletzt vor dem Hintergrund theoretischer Verankerungen – geleistet sein.

Im April 2023 starb 103-jährig Benjamin Ferencz. Er war in den Jahren 1947 und 1948 Chefankläger im sogenannten Einsatzgruppenprozess der Nürnberger Kriegsverbrecherprozesse und maßgeblich an der Aufklärung entsetzlicher Kriegsverbrechen beteiligt. Damals war er erst 27-jährig. Ferencz war als junger Soldat bei der Befreiung der Konzentrationslager unter anderem in Buchenwald beauftragt Beweismaterial für die Kriegsverbrechen zu sammeln und zu sichern. Aus seinen erschütternden Beschreibungen möchte ich seine Version der »sekundären Traumatisierung« herausgreifen – die er in seinem Werk *PlanetHood* 1988, nachdem er vorerst ausführlich das Konzentrationslager Buchenwald als ein Leichenhaus unfassbaren Grauens beschrieben hat, formuliert:

> »There is no doubt that I was indelibly traumatized by my experiences as a war crimes investigator of Nazi extermination centers. I still try not to talk or think about the details. […] Indelibly seared into my memory are the scenes I witnessed while liberating these centers of death and destruction. Camps like Buchenwald, Mauthausen, and Dachau are vividly imprinted in my mind's eye. Even today, when I close my eyes, I witness a deadly vision I can never forget. […] I had peered into Hell« (Ferencz & Keyes, 1988, S. 15).

Die unauslöschlichen Bilder sind ins Gedächtnis eingebrannt und müssen bis an sein Lebensende verbannt oder in Schach gehalten werden, wie sich auch in einem seiner letzten Interviews zeigt, das Stefan Willeke am 27. März 2018 in der *Zeit* anlässlich Benjamin Ferencz' 98. Geburtstag veröffentlicht:

> »Ferencz (weinend): Noch immer sind diese Szenen in meinem Kopf. Da wurde ein Mensch geröstet, er wurde gekocht. Ich habe es nicht stoppen können. Der Krieg ist das Schlimmste, was Menschen tun können. Den Rest meines Lebens habe ich versucht, dagegen anzugehen. Wir könnten die Welt verändern, wenn die Kriege enden würden« (Ferencz; zit. n. Willeke, 2018).

Und auf die Frage des Interviewers, wie es ihm gelang kämpferisch zu bleiben?

> »Ferencz: Sie wollen wissen, was mich antreibt. Ich bin unsicher, ob ich das beantworten kann. Ich hatte schon das Leiden von Menschen kennengelernt, bevor ich den Krieg erlebte. So gibt es sicher ein Trauma, das mich antreibt« (ebd.).

Meine Traumaarbeit in Kriegs- und Krisengebieten

Als ich vor nunmehr 20 Jahren an meiner ersten wissenschaftlichen Arbeit zur sekundären Traumatisierung schrieb, war ich gleichzeitig immer wieder als klinische Psychologin bzw. als Notfallpsychologin in Krisen- und Katastropheneinsätzen tätig. Häufig mit der akuten Form des Traumas der anderen konfrontiert, war ich froh, Bescheid zu wissen, als mich infolge dieser Tätigkeit als Reaktion selbst eine erste Intrusion schlagartig ereilte. Mich erstaunten ihre Heftigkeit und ihre Auslösbarkeit durch vormals neutrale und nun als »Trigger« gebundene Stimuli. Zweifel daran, dass ich mich davon erholen würde, hatte ich nie, aber ich verstand – auch in den folgenden Jahren, in denen ich in internationalen Kriegs- und Konfliktkontexten therapeutisch mit Trauma und Extremtraumatisierung arbeitete –, dass Trauma sehr spezifische Wirkungen hat, die sich höchstens sehr unzulänglich mit dem Begriff der posttraumatischen Belastungsstörung abbilden lassen, und damit, dass Trauma in großer Verschiedenheit je eigene »Qualitäten« aufweist.

Sri Lanka 2010

Im Jahr 2010 befand ich mich für ein halbes Jahr mit der Organisation Ärzte ohne Grenzen in Sri Lanka – wenige Monaten nach Ende des Bürgerkriegs, der 26 Jahre angedauert hatte. Mehr als zwei Dekaden Kampfhandlungen hatten zu unfassbarem Kriegsleid geführt, besonders die letzten Monate des Krieges übertrafen die Kriegsgräuel bis dahin bei Weitem. Geschichten, die als apokalyptisch bezeichnet wurden und Bilder von damals hunderttausenden Binnenvertriebenen, zusammengepfercht im damals größten Flüchtlingslager Manik Farm im Norden der Insel, verbarrikadiert hinter Stacheldraht und vom Militär bewacht, gingen (endlich) um die Welt. Die meisten Menschen, mit denen ich arbeite, hatten vielfache Verluste erlitten, schwere Traumatisierungen und extremes Leid erfahren. Viele hatten Formen der Folter, Verschleppung ihrer Familienangehörigen und die Ungewissheit des Todes von Vermissten erlebt.

Unvorstellbare Geschichten treten in der Isoliertheit des Flüchtlingslagers hervor – und hier muss ich, gemäß der inhärenten Dynamik von Trauma, immer gegenwärtig zu sein, auch im Präsenz formulieren: Täglich höre ich, untergebracht in einer behelfsmäßigen Baracke, den Geschichten, die von der Flucht vor *shellings* und Granaten handeln, zu. Nach Schussangriffen und Granateneinschlägen müssen die unter Beschuss Stehenden Tote häufig liegen lassen, um selbst zu flüchten, oder sie kratzen hastig ein Loch in die Erde, um rasch ihre toten Angehörigen darin zu vergraben – haufenweise. Traumatische Zustände sind vielfach miterleb- und beobachtbar. Meine Traumaarbeit steht unter ständiger Kontrolle des Militärs und wenn ich Namen von Vermissten erfahre, darf ich sie nur im Geheimen meinen Kolleg:innen vom Internationalen Komitee des Roten Kreuzes (ICRC) übermitteln. Zusammen mit einem Team von lokalen Hilfskräften, viele davon selbst nicht weniger belastet als die Kriegsopfer, bilden wir Gruppen zur Betreuung von Hinterbliebenen, von Kindern, von jungen, verstümmelten Kombattanten und von Vermissenden – Letztere übrigens in einem fachlichen »Blindflug« meinerseits, da es damals noch wenig Richtlinien und publizierte Erfahrungen zu einer solchen Form der Intervention gab. Somit zeigt sich der Ansatz als ausgesprochen konfrontierend und teilweise emotional zu überwältigend für alle Beteiligten, wie sich auch bei meinem Übersetzer zeigt. Wenn mir aber die Sprache – hier in der Form eines Übersetzers – versagt, müssen andere Dinge gefunden werden als Worte. Ich finde zu einer Haltung, die später noch vorzustellen sein wird.

Ich lerne, dass Traumaverständnis nicht vom Kontext getrennt werden kann, und dass das Zuhören und Bezeugen wesentlichere Tugenden in der Arbeit mit Trauma sind als evidenzbasierte Kuren. Und ich erfahre, dass das Ertragen therapeutischer Ohnmacht zu Wendepunkten für Betroffene werden kann, psychodynamisch begründen können werde ich es erst später.

Syrien 2013

Nachdem im März 2011 in der südsyrischen Stadt Dar'ā bei einer friedliche Demonstration Dutzende Kinder verhaftet wurden, entwickeln sich in der Folge zunehmend Spannungen im ganzen syrischen Raum. In der sich verschlechternden Lage dauert es weitere 18 Monate, bis sich das Land vollends mitten in einem Bürgerkrieg befindet. Mit Juli 2013 wird die Zählung der Opfer durch das Büro des Hochkommissars für Menschenrechte (UNHCR) eingestellt. Es gibt nur noch Schätzungen über Tote, Verschwundene, Gefolterte, Gefangene, Vergewaltigte einschließlich Minderjähriger. Ärzte ohne Grenzen versuchen in A'zāz, im Distrikt Aleppo, Opfer der Kriegsgewalt und die Zivilbevölkerung zu versorgen, auch mit einem psychologischen *(mental health)* Programm in einem behelfsmäßig errichteten Krankenhaus. Diese Traumaarbeit ist eine andere als jene in einem Nachkriegskontext. Die Bedrohungsszenarien für arbeitende Teams – eine Handvoll Auslandsentsendeter sind noch vor Ort – sind unmittelbar und ich will sie listen: laufende Kampfhandlungen, Gebrauch von Schusswaffen, nächtliche Bombardierung aus der Luft, Einsatz von chemischen Waffen in nahliegenden Orten, Entführungen, die auch Mitarbeitende der Organisation betreffen, Autobomben an den Grenzen, die zur Notevakuierung für Mitarbeitende offen bleiben sollten, sowie die Entführung, Folter und Tötung eines syrischen Kollegen. Ich beobachte, wie Menschen innerhalb von wenigen Wochen »verrohen« und die Angst der Bevölkerung sich zunehmend zu Rigidität und Restriktion entwickelt, sich eine Zunahme der Gewaltbereitschaft, auch häuslicher und innerfamiliärer sexueller Gewalt, zeigt. Es fällt mir eine Verminderung der Bindungsbereitschaft insbesondere der Mütter nach schweren Kriegsverletzungen der Kinder auf, Vernachlässigung und Mangel(-versorgung) stellen sich als zentrale existenzielle Themen ein. Die Verweigerung der Aufrechterhaltung psychiatrischer Versorgungsstrukturen durch das Regime seit einem Jahr zeigt deutliche Spuren, auch in Form von florierenden Psychosen. Ich lerne, nach syrischer Art das Kopftuch zu binden, dabei keine Haarsträhne zu vergessen und mich nicht »aufrecht« zu bewegen, bis diese *emergency mission* nach drei Monaten in einer Notevakuierung der ausländischen Mitarbeiter:innen endet.

Gaza 2014

Am 8. Juli 2014 begann als Reaktion auf anhaltenden Raketenbeschuss Israels durch die Hamas und andere militante palästinensische Gruppen aus dem Gazastreifen die »Operation Protective Edge«, die am 26. August 2014 mit einer unbefristeten Waffenruhe endete. Heute, im Jahr 2024, ist von dieser nichts mehr übrig. Für einen Monat ist es meine Aufgabe die Mitarbeiter:innen des Internationalen Komitees des Roten Kreuzes (ICRC) zu unterstützen. Seit Beginn der Operation arbeiten sie ohne Unterbrechung in der Evakuierung der Zivilbevölkerung, in der Notaufnahme und im Abtransport von Toten nach Bombardierungen sowie in der forensischen Dokumentation. Auch Dienstleistende der Rettungsorganisationen sind bei der Ausübung ihrer Tätigkeit verwundet oder getötet worden. Die Versorgung der Bevölkerung selbst ist oftmals behindert, da es keine *clearance* (Zeitfenster zur Evakuierung während laufender kriegerischer Handlungen) für einen Zugang zu bombardierten Dörfern gibt. Zusätzlich zu den spezifischen Schwierigkeiten, die mit ihrer Arbeit verbunden sind, sind die Mitarbeiter:innen als Teil der Bevölkerung von Gaza selbst unmittelbar Mitbetroffene. Angst vor Bombenangriffen, Verlust von Verwandten und Freunden, Zerstörung von Häusern und Vertreibung prägen diese Zeit. Es ist das erste Mal, dass das ICRC eine Mitarbeiterin für die Unterstützung der Teams für mehrere Wochen in einen Einsatz zur Mental Health und Psychosozialen Unterstützung (MHPSS) entsendet – und damit für ein Screening und die Eingrenzung der *sekundären* Traumatisierung sorgt. Entsprechend muss ich lernen, eigene Konzepte und Protokolle für ein Vorgehen zu entwickeln, um die »erschrockensten Fahrer der Welt« zu unterstützen, den Eltern Informationen zum Umgang mit ihren belasteten Kindern zu geben, den Teams der *detention* (Besuche und Dokumentation bei Gefangenen unter anderem zur Beobachtung der Einhaltung internationalen Völkerrechts) Hinweise zur Krisenintervention bei Angehörigen nach unklaren Todesfällen zu geben und mich zu bemühen so zu tun, als »hätte ich nicht auch Nerven«. Ich verstehe und werde dies in allen weiteren Tätigkeiten noch mehr vertiefen, Trauma in entsprechende Traumadiskurse zu differenzieren und Trauma nie mehr vom Sozialen, von Politik und vom Raum, in dem die Traumatisierung stattfindet, zu trennen – und: wie hilfreich es ist, mitten im Krach der Bomben und dem lauten, aufreibenden Surren der bewaffneten Drohnen mit jemanden daheim am Telefon sprechen zu können.

Libanon 2015

Mehrere Wochen ist meine Aufgabe im Libanon die Erstellung eines Plans zum Projekt »Enhanced Psychosocial Support and Protection Capacity of Lebanese Red Cross Front Line Workers«. Es ist damit der Auftrag der psychosozialen Unterstützung und des Schutzes vor sekundärer Traumatisierung der Mitarbeitenden. Diese Unterstützung soll infolge als zu etablierendes Peer-Support-System für Helfer:innen dienen, aber auch die Schutzfunktion der Organisation für die Bevölkerung stärken. Im Nachbarland Syrien tobt ein Krieg. Nach Angaben des UNHCR sind zu diesem Zeitpunkt fast drei Millionen Syrer:innen in die Nachbarländer geflohen, wobei der Libanon etwa 40 Prozent aller Geflüchteten aufgenommen hat. Der Libanon hat mit den destabilisierenden Auswirkungen der Syrienkrise auf die eigene prekäre Lage zu kämpfen: Die Geflüchteten sind auf über 1.600 Orte im Land verstreut, wobei sich die höchste Konzentration auf wenige Hundert Orte aufteilt. Die Helfer:innen sind als Freiwillige oder professionell Tätige oft wochenlang vor Ort und vor allem auch in den Grenzregionen vom Beschuss durch Granaten oder Schüsse in ihrer Nähe bedroht. Vor allem aber zeigt sich, dass sie sich dem Leid und den immensen Bedürfnissen sowie der Traumatisierung durch Krieg und Flucht vieler Syrer:innen nicht mehr gewachsen fühlen. Aus der anfänglichen Bereitschaft zu helfen entwickeln sich allerhand Schwierigkeiten: Die Helfer:innen sind erschöpft, überlastet und zermürbt. Es sind die Ambiguitäten aus Hoffnung und Verzweiflung von Geflüchteten, das Ertragen von Spannung und Ungewissheit, das zunehmende Misstrauen, das Verlieren von Grenzen, zunehmende Albträume und Schuldgefühle, die zermürben, und allmählich entwickelt sich aus dem Mitleid ein Hass auf die Opfer. Dabei sollten diese Mitarbeiter:innen auch noch dringend im Kinderschutz *(child protection)* und in der Prävention und dem Erkennen von sexualisierter und häuslicher Gewalt (*sexual gender based violence*, SGBV/GBV) eingesetzt werden, da sie als *front line workes* die Einzigen sind, die unmittelbar und fortlaufend mit den Menschen in Berührung kommen. Was tun, wenn man, nachdem man sein »letztes Hemd gegeben hat«, feststellt, dass es das Bedürfnis der anderen immer noch nicht stillen konnte? Ich lerne, wie sehr organisationale Handlungspläne, Strukturen und Grenzen schützen (müssen) und wie sehr Schuld- und Schamgefühle zu zermürbenden Aspekten des Helfens werden, wenn die Verbundenheit zu den Menschen, aber auch die Not, groß ist.

Armenien 2021

Im September 2020 beginnen entlang der Kontaktlinie in dem vom Bergkarabach-Konflikt betroffenen Gebiet zwischen Armenien und Aserbaidschan heftige Zusammenstöße, die infolge 2021 in den armenisch-aserbaidschanischen Grenzkonflikt übergehen, in dem es seither regelmäßig zu gewaltsamen Zwischenfällen, die Zehntausende Menschen betreffen, kommt. Darunter sind verwundete Soldat:innen, Angehörige und Hinterbliebene, Familien der Vermissten und der Gefangenen. In all dem ersuchen die Armenischen Rotkreuzgesellschaften um eine Konsultation zur Erstellung eines »Review of Mental Health and Psychosocial Support (MHPSS)«. Vor Ort macht es mich sehr betroffen, wie die in wenigen Tagen in »Traumatherapie« ausgebildeten Absolvent:innen der Psychologie in dieser Grenzregion oder in der Hauptstadt Jerewan tätig werden – nicht, dass es eine personelle Alternative gegeben hätte –, und dass sehr viele von ihnen hochbelastet von ihren Arbeitsstunden zurückkehren: aufgebracht und »in Tränen«, was mit ihrem Land und ihren Leuten passiert, erschüttert von den Schilderungen, überwältigt von den eigenen und den Reaktionen der Opfer und Hinterbliebenen und vor allem »untrennbar verwoben« mit der soziopolitischen Situation. Der Dienst der überwiegend weiblichen Psychologinnen an *ihrem* Land und *ihren* Soldaten gerinnt zu einer eigenen Verknotung des Heroischen mit (sekundärer) Traumatisierung, eine Aussage, die ich noch zu erläutern haben werde.

Mein Blick auf die sekundäre Traumatisierung hat sich in den letzten beiden Jahrzehnten – auch mit Blick auf das Wissenschaftliche – gewandelt. Während ich diese Bezeichnung für nicht sehr gelungen halte, ist es grundlegend und notwendig sich im jeweiligen beruflichen Tätigkeitsfeld um Trauma mit ihr auseinanderzusetzen. Ich werde die sekundäre Traumatisierung kaum als zu diagnostizierende Krankheitskategorie sehen wollen, wohl aber als Herausforderung und oft als Quelle eigener Aporie und Verzweiflung. Sie wirft zurück auf die zentralsten Fragen des Menschseins, bringt Ratlosigkeit, Ohnmacht, Wut und Angst ans Tageslicht – und ob sie zum Scheitern oder zur weiteren Entwicklung führt, hängt wohl niemals nur vom Individuum selbst ab. In jedem Fall gehe ich davon aus, dass die Arbeit mit Trauma den Menschen verändern wird (können) und dass es sehr viele Berufs- und Tätigkeitsfelder gibt, die damit konfrontiert sind: in Einsätzen, in der Pflege, in der Pädagogik, in der Beratung, in der Psychotherapie.

Zum Aufbau dieses Buchs

Nach einer kurzen Einführung zur Idee der sekundären Traumatisierung (Kap. 1) und den begrifflichen Varianten (Kap. 2) werden in diesem Buch Arbeits- und Berufspraxen thematisiert, die mit Menschen, die zu Traumaopfern geworden sind, arbeiten, sei dies ehrenamtlich oder beruflich, sei dies in Form der Aufarbeitung von Trauma oder als (Erst-)Versorgende zur Sicherung des Überlebens und zur Eingrenzung der Katastrophe (Kap. 3). In Kapitel 4 werden Forschungstraditionen, die sich mit der berufsbedingten Traumatisierung befassen, skizziert und in Erklärungsansätze gebündelt. Anschließend wird der sekundäre Traumastress in der Konfrontation mit der sogenannten Typ-I- Traumatisierung vorgestellt, der Personen betrifft, die überwiegend in Institutionen der Erst- und Notfallversorgung sowie der Akutintervention tätig sind (Kap. 5).

Dies führt in Kapitel 6 zu einer vorläufigen Bilanz und der kritischen Hinterfragung dessen, inwieweit das bisher vorgestellte Konzept der sekundären Traumatisierung auf weitere Berufspraxen übertragbar wäre. Erst hier erfolgt in Kapitel 7 der Rückgriff auf die Frage, was Trauma überhaupt ist, um die Wirkung und Dynamik von Trauma genauer zu beleuchten. Denn die psychodynamisch wirksamen Folgen von Trauma sind in den verschiedenen Arbeitspraxen nicht gleichmäßig verteilt und jeweils immer vergleichbar. Trauma wird in seinen verschiedenen Varianten in den Blick genommen und Fragen des traumatischen Bruches, des Struktur- und Symbol(isierungs)verlustes werden erörtert. Nicht zuletzt soll das Eingeschrieben-Sein der Traumawirkung im Körper – oftmals erlebt als Angst –, das auch im Beratungs- wie Therapiesetting seine Wirkung zeigen wird, berücksichtigt sein.

Vor diesem Hintergrund erfolgt in Kapitel 8 ein weiterer theoretischer Abschnitt, der an die Frage der Entstehung der sekundären Traumatisierung anknüpft und mit den Modi der Transmission von Trauma aufgeworfene theoretische Lücken zu schließen versucht.

Wie dann Trauma-Unterstützende selbst bzw. Opfer und Beratende gemeinsam im Umgang mit Trauma leidvoll an Grenzen gelangen oder auch scheitern können, soll an den am häufigsten eingeklagten Themen oder Mustern der Belastung – verknüpft mit entsprechenden Beispielen und Arbeitspraxen – nachvollzogen werden. Somit stehen in Kapitel 9 traumatypische sekundäre Belastungsmodi im Vordergrund; es werden Situationen skizziert, in denen eigenes Handeln unmöglich oder das eigene Handlungsverständnis erschüttert wird, in denen Destruktivität und destruktive Botschaften zu ertragen sind, in denen einzelne Settings durch die Konfrontation mit Misshandlung, Missbrauch und Gewalt alle an ihre Grenzen bringen, in denen Verhüllen, (Ver-)Schweigen und Einsamkeit zum Modus der *frozen silence* gerinnen und in denen Soziopolitisches im Tun mit Trauma Ohnmacht, Hilflosigkeit und Wut hervorbringt. In all diesen Varianten spiegeln sich traumaspezifische Themen wider, für die das im Vorhergehenden erläuterte Traumaverständnis grundlegend sein wird.

Im vorletzten Kapitel 10 werden neben der eigenen Vulnerabilität und Risiken einer sekundären Traumatisierung letzte Fragen, die in einem thematischen Näheverhältnis mit der berufsbedingten Traumabelastung liegen, aufgegriffen: Es wird an dieser Stelle gefragt, ob sekundäre Traumatisierung eine Krankheit ist, da sie oftmals als solche untersucht wird, und das sekundäre *posttraumatische Wachstum* in den Blick genommen. Ein Gedankensplitter führt zu einer bildungstheoretischen Überlegung und damit zu den Veränderungen der Selbst- und Welt*verhältnisse* durch die Arbeit mit Trauma. Ich werde den Versuch eines Entwurfs einer Arbeitshaltung für die Arbeit in Kontexten wie Krieg unternehmen und den Band schließlich in Kapitel 11 mit einigen Hinweise für Organisationen, zu Charakteristika von Gruppenarbeit und Supervision, aber auch zum möglichen Schutz – vonseiten einer Organisation sowie durch das Individuum selbst – abrunden.

1 Zur Idee der sekundären Traumatisierung

> »Disasters and crises tap into our deepest fears, setting in motion the struggle for survival and the pain and suffering that go along with it. For those who have not experienced a disaster, it is all but impossible to appreciate the enormity of experience – the injury and/or loss of life, death of loved ones, loss of home, possessions, community, changes to the familiar environment, loss of identity and livelihood – that are too often the product of disasters. These events touch the mind, body and soul of all who experience them. No one who participates in such an experience, including the helpers, can escape being affected by it.«
>
> *Charney & Pearlman (1998, S. 419)*

Auf den Punkt gebracht ist in diesem Eingangszitat die Tatsache, dass die Konfrontation mit katastrophalen Ereignissen und Traumatisierung anderer auch helfende und versorgende Menschen unmittelbar betrifft. Offen bleibt jedoch, *wie* dies geschieht; wenn dies als Folge einer *Teilnahme* (»participates«) am Ereignis formuliert ist, gilt es aber jedenfalls ganz allgemein auch für die helfende und damit auch berufsbedingte Beteiligung. Es ist hier außerdem eine prinzipielle Vergleichbarkeit im Erleben der Menschen angesprochen, vereinfacht: »Opfer« und Helfende können ähnlich empfinden.

Der numerische Ausdruck der *sekundären* Traumatisierung – als Formulierung aus einer praxisorientierten sowie wissenschaftlichen Perspektive auf die Aporien der Arbeit mit Trauma –, der sich erst etwa seit den 1990er Jahren entwickelt hat, bereitet einige Schwierigkeiten. Andere, weniger mathematisch als phänomenologisch orientierte Vorstellungen wurden formuliert. Auf diese wird noch einzugehen sein, sind sie doch oft der naheliegende Versuch, sich den Belastungen der Traumaarbeit beschreibender zu nähern. Nicht zuletzt zeigt sich bereits, dass sich im Kontext internationaler Traumaarbeit in Konflikt- und Kriegsgebieten weniger das *secondary trauma* als zunehmend der Begriff des *vicarious trauma* (stellvertretende Traumatisierung) durchsetzt.

Erste Beschreibungen einer sekundären und infolge auch tertiären Traumatisierung finden sich – und darin liegt auch der numerische Ursprung in der Bezeichnung – in der Weitergabe von Trauma an nächste Generationen im Zusammenhang mit Überlebenden des Holocaust. Sehr eindrücklich beschreiben Kestenberg (1989) und Bergmann et al. (2016) die Wirkung und Weitergabe von Trauma auf die zweite und dritte Folgegeneration. Das Zurückgehen der Folgegenerationen in die traumatische Vergangenheit ihrer Eltern bezeichnen sie als *Transposition.* Die Weitergabe von Trauma als Transposition (lat. *transponere*: versetzen) oder auch – wie ich es bevorzugt formulieren möchte – als Transmission (lat. *transmittere*: übertragen) findet sich auf vielen Ebenen. Neben der transgenerationalen Weitergabe kriegsbedingter Traumatisierung und ihrer Folgen sind es die unheilvollen intergenerationalen Weitergaben und Teufelskreise von Gewalt, Misshandlung, Vernachlässigung und emotionalem wie sexuellem Missbrauch, die fortbestehen. In der Generationenfolge umgekehrt hat aber auch das Bezeugen oder Erfahren einer Misshandlung des eigenen Kindes direkte – auch traumatische – Auswirkungen auf Eltern oder auch intragenerational beispielsweise auf Geschwister. Die Übertragung von Traumathematiken geschieht auf der Basis von zwischenmenschlicher Fürsorge, Bindung, Identifikation oder Abhängigkeit in sozialen Beziehungen, Partnerschaften, sozialen Gruppen und Gemeinschaften bis hin zu Kollektiven. Es sei explizit darauf hingewiesen, dass mit der Übertragung der Traumathematik unheilvolle Politik betrieben werden kann, indem aus dem Schicksal Einzelner der Aufruf zu einer Gruppenidentität erfolgt und damit individuelles Trauma kollektivistisch oder, noch genauer, kollektivierend politisiert wird. Dies findet sich an anderer Stelle beschrieben (Kühner, 2008; Volkan, 2000; Mitterhofer, 2016).

Neben der häufig auch als *indirekte Traumatisierung* bezeichneten Mitbetroffenheit von Familienangehörigen und Gemeinschaften gibt es eine Vielzahl von Menschen und (Berufs-)Gruppen, die Traumaopfern und Traumaüberlebenden zur Seite stehen, ihnen helfen, sie bergen, versorgen, unterstützen, beraten, therapieren und übersetzen. Diesen gilt – und zwar mit Blick auf die jeweiligen Besonderheiten der Herausforderung in der Konfrontation mit der ursprünglichen Traumatisierung – der Fokus dieser Arbeit.

2 Begriffliche Varianten des Sekundärtraumas

Mit der numerischen Bezeichnung des *sekundären* Traumas wird eine Trennschärfe zur Primärtraumatisierung suggeriert, die weder den vielfältigen Arbeits- und Berufspraxen, die mit Trauma befasst sind, noch den sozialen Wirklichkeiten von Menschen, gerecht werden kann. Im Übrigen fehlt insgesamt in der Diskussion auch die Differenzierung des Begriffs des (primären) Traumas selbst.

Es ist – sollte man der Existenz des sekundären Traumas »Glauben schenken« – nicht eindeutig, ob es die unmittelbare, sozusagen zwischenmenschliche Konfrontation mit Traumaopfern ist, die zur sekundären Traumatisierung führen kann, oder die Berufspraxis selbst mit ihren jeweiligen belastenden »Inhalten« (man denke hier an Soldat:innen, Leitstellendisponent:innen oder Berichterstatter:innen aus Konfliktzonen). Wäre eine unter Selbstgefährdung arbeitende Person im engeren Sinne primär oder sekundär betroffen?[1] Diese numerischen Überlegungen sind keine Wortspiele, sollen vielmehr aufzeigen, dass Einsatzkräfte oder im Kriegskontext Tätige ganz unmittelbar (berufsbedingt) primär traumatisiert werden können. Wir würden anhand der Studienlage derzeit jedoch sehr viele dieser Belastungstypen einer sekundären Variante zuordnen. Die häufig zitierte Verwandtschaft der primären mit der sekundären Traumatisierung legt wiederum nicht nur die – später noch zu beschreibende – klinische Erscheinungsform der beiden Belastungsmodi, sondern bereits die gemeinsame Ätiologie nahe.

1 Ich denke hier beispielsweise an Helfer:innen in meinem Einsatz während des Krieges in Gaza: Sehr viele Fahrer, die alle anderen Mitarbeiter:innen häufig trotz Kriegshandlungen durch das Land beförderten, zeigten massive Stressreaktionen bei jeder (auch entfernten) Bombardierung. Während diese Belastungsgruppe häufig übersehen wird, kann ich aus eigener Erfahrung bestätigen, wie sehr jene Kontexte Alarmbereitschaft und Schreckhaftigkeit an den Tag fördern.

Begriffe für die berufsbedingte Traumatisierung sind in der Literatur in Abgrenzung zur primären und indirekten Traumatisierung sowie zum Trauma durch Zeugenschaft zu finden. Allem voran sucht das DSM-5 (Falkai & Wittchen, 2018) diese Unterscheidungen – oder genauer die Gemeinsamkeiten – zu klären. Abgesehen von den (als objektiv festzustellenden) Kriterien, ob überhaupt ein Trauma vorliegt – nämlich Konfrontation mit tatsächlichem oder drohendem Tod, ernsthafter Verletzung oder sexueller Gewalt –, sind die Arten dieser Konfrontation mitformuliert, und zwar als: (1) direktes Erleben eines oder mehrerer dieser Ereignisse; (2) persönliches Erleben eines oder mehrerer solcher Ereignisse bei anderen Personen; (3) Erfahren, dass einem nahen Familienmitglied oder einem engen Freund ein oder mehrere traumatische Ereignisse zugestoßen sind. Im Falle von tatsächlichem oder drohendem Tod eines Familienmitgliedes oder Freundes muss das Ereignis bzw. müssen die Ereignisse durch Gewalt oder einen Unfall hervorgerufen sein. Und: (4) die Erfahrung wiederholter oder extremer Konfrontation mit aversiven Details von einem oder mehreren derartigen traumatischen Ereignissen (z. B. Ersthelfer:innen, die menschliche Leichenteile aufsammeln, oder Polizist:innen, die wiederholt mit schockierenden Details von Kindesmissbrauch konfrontiert werden). Unter diesem letzten Punkt heißt es außerdem im englischen Originaltext des DSM-5 explizit »not through media, pictures, television or movies unless work-related« (ebd., S. 369). Das besagt nun, dass die mediale Berichterstattung als potenziell traumatisierend mittlerweile (noch nicht im vorhergehenden Manual des DSM-IV) aus der Liste der Kriterien für die sogenannte Allgemeinbevölkerung herausgenommen wurde; umgekehrt aber: Wenn jemand in einem Tätigkeitsfeld wie zum Beispiel bei der Feuerwehr arbeitet, zähle er wiederum zu einer potenziell durch Medien traumatisierbaren Gruppe. Es ist unschwer zu erkennen, dass die (Re-)Formulierung im DSM-5 eine Trennlinie zur beruflichen Traumatisierung gezogen hat. Ich könnte mir vorstellen, dass diese Präzisierung infolge der Ereignisse des Terroranschlags von 9/11 auf das World Trade Center vorgenommen wurde. Bekanntermaßen gaben diese Ereignisse viel Anlass zur Diskussion, inwiefern die visuellen und akustischen Eindrücke der medialen Berichterstattung zur Traumatisierung bei Zuschauer:innen führen konnten.

Ohne eine zu starke Vereinfachung vornehmen zu wollen, würde ich aus dem DSM-5 folgende vier Typen von Traumakonfrontation systematisieren: (1) primäre Traumatisierung, (2) Zeugenschaft, (3) indirekte Traumatisierung und (4) sekundäre Traumatisierung. Eine Unterscheidung von Trauma in Betroffenheitsgrade wie mittelbar oder unmittelbar bzw. mitbetroffen findet sich bei Fischer und Riedesser (2009) oder aber in direkte versus indirekte Traumatisierung bei Kira (2001). Von einer stellvertretenden Form der Traumatisierung *(vicarious trauma)* sprechen vor allem McCann und ihre verschiedenen Co-Autor:innen (McCann et al., 1988; McCann & Pearlman, 1990a; 1990b). The »cost of caring« nennt Figley (1995) die Tatsache, dass helfende Berufsgruppen und Einsatzkräfte durch die Konfrontation mit traumatisierten Personen häufig selbst am unmittelbarsten davon betroffen sind. Sein Konzept der *Mitgefühlserschöpfung* – das noch ausführlich zu erörtern sein wird – liegt nah bei der Idee des *empathic strain* (Wilson & Lindy, 1999). Lemke hat sich die Mühe gemacht zur Bezeichnung der sekundären Traumatisierung noch weitere Begriffe zu sammeln und listet Bezeichnungen wie hilflose Helfer:innen, Helfer:innen-Burn-out, *empathische Traumatisierung* und verwundete Heiler:innen (Lemke, 2006, S. 18). Zu ergänzen wäre diese Liste noch um die Begriffe der Mitgefühls*müdigkeit*, des empathischen Stresses, der sekundären Viktimisierung und des sekundären traumatischen Stresses, zu finden bei Tabor (2011). Vereinzelt finden sich in der Literatur noch Bezeichnungen wie sekundäre Überlebende, emotionale Ansteckung, vergewaltigungsbedingte Familienkrise, Näheeffekte, traumatische Gegenübertragung (vgl. Figley, 2002b; Tabor, 2011) sowie *Gefühlsresonanz* (Frey, 2007) und – überwiegend in der Traumapädagogik – der Begriff der *Gegenreaktion* (Jegodtka, 2013) sowie die *traumatisierende Übertragung* insbesondere für traumatherapeutische Arbeit (Holderegger, 2012).

Es finden sich darüber hinaus Beschreibungen des helferbedingten Traumas, die sich sehr eng an der Formulierung der posttraumatischen Belastungsstörung orientieren. Beispielhaft wären Živanović und Vukčević Marković (2022) zu nennen, die betonen, dass die sekundäre Traumatisierung die *Folgen beruflichen Kontakts mit Personen, die an einer posttraumatischen Belastungsstörung (PTBS) leiden*, bezeichnet. Genau genommen müssten wir dann aber alle Berufsgruppen, die in der akuten Versorgung arbeiten, aus der Kategorie der von sekundärer Traumatisierung Betroffenen ausschließen, denn die Belastungsstörung wird – laut Manual – erst ab dem 29. Tag nach dem Ereignis zu diagnostizieren sein.

Daniels, die im deutschsprachigen Raum ausführlich zur sekundären Traumatisierung publiziert hat, definiert diese als eine übertragene Traumatisierung, die zustande kommt, obwohl man selbst nicht mit dem traumatischen Ereignis konfrontiert wird, und formuliert sie als »Traumatisierung, die ohne direkte sensorische Eindrücke des Ausgangstraumas sowie mit (zumeist größerer) zeitlicher Distanz zum Ausgangstrauma entsteht« (Daniels, 2006, S. 2). Daniels legt dabei Wert auf die *verbale* Konfrontation mit fremden Traumaerfahrungen und meint damit das Hören der Traumaschilderung im therapeutischen Zuhören.

Gelegentlich ist der Begriff des sekundären Traumas jedoch auch noch für weitere Modi zu finden. Zu nennen wären hier die Verwendung als Bezeichnung für die Retraumatisierung primärer Opfer (vgl. Kinzie et al., 2002) oder im Kontext iatrogener Problematiken wie sekundären »Beschädigungen« von Kindern in den Erziehungshilfen durch Fremdunterbringung (Hartwig, 2004), außerdem im Kontext von Flüchtlingsfamilien (Haversiek-Vogelsang, 2010) sowie der Fehlbehandlung eines Traumaopfers (Schmitt, 1999) und wie bereits erwähnt in der Formulierung einer *latenten sekundären Belastungsstörung* von Kindern von Holocaust-Überlebenden (Baranowsky et al., 1998). Nicht zuletzt lässt die Rolle eigener (Vor-)Traumatisierung in der Biografie als Risikofaktor Überlegungen auf eine Summenbildung (Akkumulation verschiedener traumatischer Erfahrungen) oder Retraumatisierung zu. Neuere Arbeiten zum *sozialen Trauma* (Hamburger et al., 2022) verweisen auf soziale Elemente, wie Kontexte der Nachkriegszeit oder der Zwangsmigration, die ein erhöhtes Risiko für sekundäre Traumatisierung bei helfenden Berufen darstellen (Živanović & Vukčević Marković, 2022), und folgen damit ebenso dem Gedanken der Verknüpfung von Traumathemen.

3 Trauma in der Arbeits- und Berufspraxis

Jedes Trauma bringt eine Fülle komplexer Thematiken und gleichzeitig »Unvergleichbarkeiten« mit sich. Ob eine biografisch sehr frühe Traumatisierung im Praxisraum ans Tageslicht gefördert, im Kriegsgebiet mit Vermissenden gearbeitet wird oder Unfallopfer geborgen werden, es sind dies weder für die primären Opfer noch für die Unterstützenden vergleichbare Traumatisierungen, wenngleich allen ein gemeinsamer Kern dessen, was traumatisch ist, zuzuschreiben wäre: Trauma bedeutet die schutzlose Preisgabe an eine Situation, völlige Ohnmacht, das Ausgeliefertsein und die fehlende Möglichkeit der Beeinflussung und damit Verlust der Kontrolle. All dies »brennt« sich psychophysisch ein und setzt sich übergeneralisierend sowie langwierig fort. Dies mag der gemeinsame Nenner von Trauma sein, doch die damit verbundene Unterstützungsleistung, Beratung oder Versorgung, die langwierigen Themen sowie ihre Bearbeitung sind verschieden.

Es findet sich in der Literatur häufig die Formulierung, dass in der Arbeit mit Trauma die sekundäre Traumatisierung ein Berufsrisiko darstellt (vgl. Schulten, 2020; Daniels, 2006; Živanović & Vukčević Marković, 2022; Figley, 2002a; 2002b; McCann & Pearlman, 1990a). Die Unausweichlichkeit irgendwann berufsbedingt daran zu »erkranken« wird oftmals genauso angenommen wie umgekehrt die schlichte Übertreibung in der Rede um Sekundärtrauma unterstellt (Jurisch et al., 2009). Eine Positionierung ist hier schwer vorzunehmen, zumal die meisten empirischen Untersuchungen – insbesondere wenn sie sich an der quantitativen Erhebung klinischer Befunde orientieren – nicht müde werden, Trauma als in eine Belastungsstörung zu fassende klinische Kategorie auffassen. Stresssymptome, Albträume und Stressbelastung durch eine nun plötzlich veränderte Lebenseinstellung werden jeweils als Nachweise für die sekundäre Erschütterung gewertet, fühlt sich die Traumaforschung vielfach ja auch einem medizinischen Paradigma verpflichtet. Demzufolge werden für die verschiedensten Berufs- und Praxisfelder, die auf die je unterschiedlichsten Arten auf verschiedenste Formen von Trauma stoßen, Prävalenzraten sekundärer Traumastörungen erhoben und verglichen. Gerade in den letzten beiden Jahrzehnten sind sehr viele empirische Arbeiten zu verschiedenen Berufsgruppen auf dieser Basis entstanden. Doch die dem Trauma und seinen Folgen inhärente Komplexität ist größer, als dass man sie einzig zu einer posttraumatischen Belastungsstörung gerinnen lassen könnte – sie »verdient« noch andere Überlegungen.

Eine der zentralen Fragen, die sich bei der sekundären Traumatisierung stellen, die aber in der Literatur kaum diskutiert wird (genau genommen habe ich diese Frage überhaupt noch nicht erörtert gefunden), ist die der Vergleichbarkeit der Praxisfelder um und mit Trauma. Damit erfolgt, empirisch belegt, die Attestierung der überall gleichen sekundären Traumatisierung. Höchstens Raten der Prävalenz sind damit dann von Interesse. Bislang wurde hier in der Forschung also wenig differenziert: Die sekundäre Traumatisierung trifft ohne Blick auf ihre Phänomenologie unhinterfragt auf Bergretter:innen genauso zu wie auf Therapeut:innen in der Arbeit mit Folteropfern, gleichermaßen auch auf Traumapädagog:innen wie auf Feuerwehrmänner und -frauen. Vor diesem Hintergrund ist es kaum erstaunlich, dass die Idee der sekundären Traumatisierung zu Kontroversen führt. Worin würde die Wurzel der sekundären Traumatisierung in derart unterschiedlichen Tätigkeiten um Trauma liegen? Damit zu einer ersten ätiologischen Vorüberlegung: Sind die Berufsfelder insoweit homogen, als in ihnen (1) die Trauma*konfrontation* – und damit die Exposition mit Trauma, wie dies Figley (1995) als konstituierend für Sekundärtrauma sehen würde – zur Belastung per se führt, oder ist es (2) die interpsychische Trauma*erfahrung* auf der Beziehungsebene, sozusagen in der Begegnung zweier Psychen, oder liegt (3) die Wurzel im intrapsychischen Versagen eines Selbstschutzes oder einer überstrapazierten Empathie? Diese Fragen werden noch zu klären sein. Trauma jedenfalls ist keine homogene Kategorie, auch wenn der klinische Traumadiskurs zu einer Homogenisierung führt. Bevor also in späteren Abschnitten nochmals ein genauerer Blick auf das Verständnis von Trauma gerichtet werden muss, sollen im Folgenden Arbeits- und Berufspraxen mit und um Trauma skizziert werden.

In vielen Arbeits- und Berufspraxen »kümmern sich« Menschen um Menschen in katastrophalen Lagen, konfrontieren sich und leisten unschätzbare Hilfe, sei dies in Form eines Ehrenamtes oder als Berufsausübung. Zur Einteilung und Unterscheidung der Arbeitsfelder um Trauma, die sich von akuter Versorgung bis hin zu langfristiger Beziehungsarbeit aufspannen, möchte ich zunächst die Unterscheidung von Typ-I- und Typ-II-Trauma (Terr, 1991) in Erinnerung rufen, bilden sie doch sehr verschiedene »Gestalten« von Trauma, die sich auch in den jeweiligen Arbeitspraxen abbilden. Als Typ-I-Trauma werden einmalige Ereignisse, zum Beispiel Unfälle, plötzlicher Tod einer nahestehenden Person oder unerwartbare Katastrophen bezeichnet. Diese Ereignisse sind meist, bis auf einzelne dissoziative Momente, detailliert erinnerbar. Die Traumafolgen zeichnen sich hier vor allem durch einen *Traumastress*-Typus aus mit charakteristischen Formen des intrusiven Wiedererlebens (*pangs of strong emotion*; Horowitz, 1993), der Konstriktion bzw. Vermeidung sowie Zuständen erhöhter Erregung wie Schreckhaftigkeit, Reizbarkeit, Schlafstörungen und erhöhte Wachsamkeit. Typ-I-Trauma hinterlässt somit psychisch betrachtet am ehesten die Symptome einer *akuten oder posttraumatischen Belastungsstörung* (Posttraumatic Stress Disorder, PTSD). Ihm gegenüber steht die Typ-II-Traumatisierung im Sinne eines komplexen, längerfristigen Geschehens und somit multiple oder chronische Varianten. Hierzu zählen zum Beispiel wiederholter Missbrauch, Vernachlässigung, chronische schwere Krankheiten, familiäre Gewalt, Krieg und politische Gewalt, Verfolgung und Folter. Die individuelle Abwehrsuche und Bewältigungsstrategien führen zu tiefgreifenden Veränderungen der Persönlichkeit, und zwar zu viel umfassenderen, als dies die PTSD-Diagnose abbilden könnte. Die Folgen zeigen sich in Veränderungen der Persönlichkeit, anhaltendem Leiden im Feld der Beziehungen zu sich selbst und zu anderen sowie in der Affekt- und Emotionsregulierung. In ähnlicher Weise ist auch *sequenzielle Traumatisierung* zu beschreiben, die durch eine ganze Reihe verschiedener traumatischer »Gestalten« charakterisiert ist wie beispielsweise Ereignisse im Krieg und auf der Flucht. Zu erwähnen wäre auch die Akkumulation traumatischer und subtraumatischer Belastungen, für welche die Fachliteratur noch keinen Begriff[2] gefunden hat; noch am ehesten den des *continuous trauma* (Stevens et al., 2013).

2 Die Akkumulation von Trauma wird nicht selten fälschlicherweise verkürzt als *kumulatives* Trauma bezeichnet. Khan (1963) hat das kumulative Trauma jedoch in etwas anderer bzw. erweiterter Weise beschrieben: als Traumatisierung des Kindes durch die infolge der Extremtraumatisierung der Mutter (Bezugsperson) beschädigte Fürsorgefunktion und subtile Versäumnisse der Einfühlung in das Kind (Andreatta & Crepaldi, 2021).

3.1 Arbeitspraxen um die Typ-I-Traumatisierung

Mit der Versorgung der akuten, zumeist einmaligen Form der Stress- und Traumabelastung primärer Opfer sind vorwiegend Einsatzkräfte und intensivmedizinisches Personal betraut. Jede Form der Beziehung zum Menschen muss sich hier vor allem an den Abläufen sowie Techniken der Lebensrettung, Erstversorgung und Wiederherstellung des grundlegenden Funktionierens richten. In diesen Tätigkeitsfeldern ist die akute traumatische Krise – vereinfacht: Typ-I-Trauma – zuallererst eine Konfrontation mit den im DSM-5 (Falkai & Wittchen, 2018) genannten Aspekten wie Tod, drohendem Tod, Bedrohung der körperlichen Unversehrtheit sowie Konfrontation mit sexueller sowie sexualisierter Gewalt. *Handlungsfähigkeit* gilt als zentrales Element und Schlüssel in all den Abläufen und solange diese gewährt ist, sind auch die handelnden Personen wie Einsatzkräfte, Ärzt:innen, Pflegepersonal überwiegend geschützt, wohingegen Situationen von Unbeeinflussbarkeit oder Handlungsblockaden – worauf noch einzugehen sein wird – häufig längere Belastungsreaktionen nach sich ziehen.

In den letzten Jahren ist der Fundus an empirischen Arbeiten zur sekundären Traumatisierung in Berufsfeldern, die hauptsächlich in der Konfrontation mit der Typ-I-Traumatisierung anzusiedeln sind, stark angewachsen. Einsatz- bzw. Traumastress – Begriffe, die häufig in Zusammenhang mit Einsatzkräften genannt werden – bildet sich überwiegend in den aus dem DSM-5 und ICD-11 (WHO, 2022) bekannten Beschreibungen der akuten Belastungsreaktionen ab. Ehlert und Brönnimann (2019) liefern einen Überblick über Belastungen von Einsatzkräften, vor allem von Feuerwehr, Polizei und Rettungsdiensten. Krampl (2022) hat sich ausführlich der Berufsgruppe der Polizist:innen gewidmet, Reinhard und Maercker (2004) fokussieren medizinisches Rettungspersonal. Des Weiteren sind Kriseninterventionsteams als Erstversorgende zu nennen (Andreatta, 2012a) sowie Soldat:innen und Auslandspolizist:innen als weitere Gruppen der von Einsatz- und Traumastress »Geplagten«. Kritisch sind hier nicht nur die Situationen im Spannungs- und Kampfgebiet selbst, sondern auch die Rückkehr mit all ihren Problematiken für die Rückkehrer:innen und deren Familienangehörige (Ibrisimovic et al., 2021; Korittko, 2010). Sehr fundierte Arbeiten über die Folgen von Kampfeinsätzen finden sich bei Zimmermann (z.B. 2019), und natürlich gilt die Rückkehrthematik auch für alle in Regierungs- und Nichtregierungsorganisationen (NGO) Tätigen.

Tabor (2011) nimmt Krankenpflegpersonal in der forensischen Psychiatrie ebenso in den Blick wie Mitarbeiter:innen von Strafverfolgungsbehörden, psychosoziale Betreuer:innen sowie Sozialarbeiter:innen und betont vor allem den beruflichen Stress in Verbindung mit der besonderen Verantwortung auf einem konstant hohen Funktions- und Entscheidungsniveau. Intensivmedizinisches Personal ist insbesondere durch die Coronapandemie in den Blick der empirischen Forschung gelangt (z. B. Kramer et al., 2021; Rathgeber et al., 2022) und hat bislang meines Erachtens noch viel zu wenig Aufmerksamkeit in Hinblick auf die traumatische Belastung durch häufige Konfrontation mit den als doch eher schwierig geltenden Umständen eines Todes sowie aufgrund der Selbstgefährdung erhalten. Rauwald (2021) hebt die Herausforderung an die psychische Gesundheit Professioneller durch die Pandemie hervor, wobei sie vor allem die Einschränkung des Zugangs zu eigenen Bewältigungsressourcen und Selbstfürsorge als Belastungselemente und Quelle sekundärer Traumatisierung nennt. Für ein sehr umfassendes Review der Literatur zur beruflichen Traumatisierung im Krankenhauskontext, spezifischer in der Onkologie, empfehle ich die Arbeit von Sinclair und Hamill (2007).

Schwarz (2010) hat Belastungsmuster erster Ansprechpartner:innen nach der Aufdeckung erlebter sexueller Gewalt erhoben und findet neben dem Zusammenhang zwischen emotionaler Nähe und den Reaktionen der Erstkontaktpersonen vor allem, dass erlebte Ohnmacht der ersten Ansprechpartner:innen nach sexuellen Gewaltakten ein deutliches Risiko für eine sekundäre Traumatisierung darstellt.

Gemeinsam wäre den Arbeitsfeldern das Sichern des Überlebens, die Primärversorgung und die Eingrenzung von »Beschädigung« auf einem hohen Handlungs- und Verantwortungsniveau.

3.2 Beziehungsarbeit und Typ-II-Traumatisierung

In der Psychotherapie, der klinischen Psychologie und der Traumapädagogik, in der Beratung und Begleitung, seien diese Tätigkeiten ehrenamtlich oder beruflich ausgeführt, findet sich eine Vielfalt an Kontexten, in denen »Beziehungsarbeit« mit Menschen mit Traumatisierung im Vordergrund steht. Hier werden weniger die Erst- und Grundversorgung sowie das körperliche Überleben fokussiert als die auf unterschiedliche Ätiologien zurückzuführenden Traumawirkungen und Traumafolgen – und damit sehr spezifische »Qualitäten« von Trauma – zu betreuen, zu begleiten, mitzuerleben und gegebenenfalls zu heilen versucht.

Handlungsfähigkeit ist hier nicht mehr im Sinne des Einhaltens von Abläufen und Strukturen zu definieren, sondern das *gemeinsame* Handeln muss sich unweigerlich im interpsychischen Raum orientieren und feinabstimmen. Der Reflexion über die Verletzbarkeit sowie Missbrauchbarkeit des Menschen durch all die Formen von Gewalt und Brutalität, sei es emotionaler oder körperlicher bzw. sexualisierter Natur, ist ebenso wenig zu entkommen wie der Vielgestaltigkeit von Traumafolgen, den möglichen Untergängen bis hin zum (Selbst-)Hass von Opfern. Beziehungsarbeit mit Trauma birgt dementsprechend andere Herausforderungen im Sinne der sekundären Traumatisierung als der Typus *Traumastress* bei der Konfrontation in der Erstversorgung.

Das Bezeugen und Bearbeiten von erlebter Gewalt hinterlässt oftmals in allen Beteiligten Spuren. In der Traumapädagogik als dem Praxisfeld, das mit biografisch belasteten und traumatisierten Kindern und Jugendlichen befasst ist, steht die Beziehungsarbeit an vorderster Stelle. Jegodtka (2016) hat ausführlich zur sekundären Traumatisierung in den manchmal mühevollen Beziehungsproblematiken geschrieben und Dreiner (2021) greift diese Thematik für Bezugspersonen von fremduntergebrachten Kindern und Jugendlichen auf. Biografisch frühe oder anhaltende Formen der Traumatisierung zu bearbeiten bedeutet ebenso sehr intensive Beziehungsarbeit wie das Aufspüren und Bearbeiten *transgenerationaler Traumatisierung*. Insgesamt gilt die Arbeit mit biografisch belasteten Kindern auch als große Herausforderung für die Helfenden (Rienks, 2020). Nicht zuletzt aber gelten Formen der Traumatisierung durch Krieg und Flucht als Typ II zugehörig (Terr, 1991), auch wenn ich diese Traumatisierung der *sequenziellen Traumatisierung* (Keilson, 2005 [1979]; Becker, 2006) zurechne. Rohrer und Andreatta (2021) legen einen Beitrag zur sekundären Traumatisierung der ehrenamtlichen Unterstützer:innen von Asylsuchenden und unbegleiteten minderjährigen Geflüchteten vor, sind doch gerade die Ohnmacht und Wut angesichts soziopolitischer Regelungen hier besonders herausfordernd. Ebenso hebt Rössel-Čunović (2018) die spezifischen Belastungen von Ehrenamtlichen und Fachkräften in der Flüchtlingshilfe hervor, insbesondere vor dem Hintergrund des für alle zermürbenden Wartens sowie der Aufgabe sich einzufühlen ohne sich aber zu stark zu identifizieren. Denkinger et al. (2018) haben die sekundäre Belastung nochmals vertiefend für Betreuer:innen wie Sozialarbeiter:innen, Ärzt:innen, Psychotherapeut:innen sowie Dolmetscher:innen, die mit Frauen und Kindern arbeiten, die extremer Gewalt durch den »Islamischen Staat« ausgesetzt waren, zusammengefasst.

Kassam-Adams (2002) formuliert die sekundäre Traumatisierung als Risiko für Therapeut:innen in der Behandlung sexueller Gewalt und Tschauner (2006) hebt die Belastung im Rahmen der Anhörung von Kindern, die Opfer sexueller Gewalt wurden, hervor; dies betrifft gleich mehrere Berufspraxen, auch die der Polizist:innen. Fliß et al. (2018) nehmen die Konfrontation mit ritueller Gewalt in den Blick. Rohrer und Andreatta (2014) haben zur sekundären Traumatisierung in der Arbeit mit sexualisierter Gewalt publiziert und aktuell arbeiten meine Kolleginnen Rohrer, Hauser und ich an einem Beitrag zur sekundären Traumatisierung in der Arbeit mit Sexualstraftätern bzw. ihrer Therapie im Strafvollzug. Auch wenn Straftäter:innen selbst nicht vordergründig als traumatisiert gelten, sind es doch Schilderungen von Gewalt – häufig gegen Kinder –, denen die Therapeut:innen ausgesetzt sind.

Während einige Arbeiten zu verschiedenen Praxisfeldern um die biografische, sequenzielle und die Typ-II-Traumatisierung vorliegen, sind die Arbeiten mit Blick auf Psychotherapeut:innen wesentlich rarer und auch kontroverser. Linden und Strauß veröffentlichten 2018 in der zweiten Auflage ein Werk zu den *Risiken und Nebenwirkungen von Psychotherapie* und im Besondern schrieb Schneider (2018) ein Kapitel über »Spezielle Nebenwirkungen beim Psychotherapeuten«. Darin findet die sekundäre Traumatisierung zwar einen Eintrag, doch insgesamt kaum Bedeutung. Mir erscheint, dass gerade auch bei dem Schwerpunkt psychodynamische Psychotherapie zumindest die *traumatisierende Übertragung* (Holderegger, 2012) eine Überlegung wert wäre. Noch erstaunlicher erscheint mir der vierte Nachdruck des Herausgeberwerkes von Sachsse (2022), ein umfassendes Buch mit dem Titel *Traumazentrierte Psychotherapie*: Kein einziges Kapitel nimmt die Konfrontation mit Trauma als mögliche Berufsbelastung in den Blick, nur das Nachwort, verfasst als persönlicher Erfahrungsbericht des Herausgebers, befasst sich damit (ebd., S. 437ff.).

Die traumatisierende Übertragung bei Holderegger (1993; 2012), Einzelfallbeschreibungen wie bei Crepaldi (2018b) oder der Ansatz zu den *Stufen der Symbolbildung* in der sekundären Traumatisierung bei Barwinski (2021) bleiben in der Unterzahl. All diese Ansätze sollen später noch diskutiert werden. Festzuhalten ist bislang, dass in den Behandlungszimmern der Beratung und Psychotherapie die Konfrontation mit

Traumapatient:innen häufig ist. Vorweg sei formuliert, dass der Begriff der sekundären Traumatisierung oft nicht der durch die Berufsgruppe der Berater:innen und Psychotherapeut:innen selbst gewählte ist, obwohl hierin ja auch die (diagnostischen) Expertisen lägen. Die Herausforderungen und Aporien der Arbeit mit Trauma in der Psychotherapie sind beachtlich und es stellt sich die Frage, ob durchaus eine gewisse Vorsicht besteht, diese als »Traumatisierung« zu bezeichnen, möglicherweise vor dem Hintergrund des häufig inflationären Gebrauchs des Traumabegriffes selbst.

3.3 Die Rolle der Fantasie im Praxisfeld: Trauma vom Hörensagen?

Die Schilderung und die Erzählung von Grausamkeit oder Gewalt rufen eine Fülle von Bildern in den Zuhörenden hervor. In einigen Arbeitspraxen besteht nur zum Teil *direkter* Kontakt mit Opfern, aber auch hier ist das Belastungsfeld der sekundären Traumatisierung nicht wegzudenken. Tätige in Erstanlaufstellen, in Telefondiensten, bei Online-Beratungsangeboten oder in Beratungsstellen zur Weitervermittlung sind oftmals Schilderungen von Gewalt, Angst und unvorstellbaren Erzählungen ausgeliefert. Vor beinahe 25 Jahren bin ich das erste Mal auf die Belastungen von Disponent:innen von Leitstellen aufmerksam geworden. Dazu ein Fallbeispiel meines ersten Einsatzes in der Krisenintervention bei einem komplexen Schadensereignis durch ein Unfallgeschehen mit einem Reisebus auf einer Autobahn:

> Während einige Teams an Einsatzkräften in einem komplexen Schadensereignis eine sehr große Zahl an Schwerverletzten versorgen, Tote identifizieren und Leichtverletzte von einem Autorbahngelände evakuieren, sitzt ein Leitstellendisponent über sehr viele Stunden an seinen Telefon-, Funk- und Bildschirmgeräten, ohne zu sehen, was vor Ort geschieht. Er erfährt die gesamte Einsatzhektik, ist laufend mit Informationen konfrontiert, hört Aussagen über Funk, koordiniert die Anforderungen und organsiert weiteres erforderliches »Material«. Während alle Teams nach dem komplexen Schadensereignis in Debriefings nachbetreut werden, er aber keiner dieser Gruppen zur Nachbetreuung zugehört, erzählt er nach

> Tagen: »Ich war nicht dabei, aber träume ständig davon, dass der gesamte Unfallort in Blut getränkt ist und mitten drinnen Körperteile liegen.«

Alle, die selbst am Unfallort gewesen waren, hatten ein konkretes Bild davon vor Augen, aber keines davon war so grausam wie das in der Fantasie des Disponenten. Trappe (2001) beschreibt, dass konkrete Informationen – und hierzu wären dann auch Sichtbarkeiten zu zählen – vor den Mächten der Fantasie und der Gewalt der Bilder schützen und damit dem ungehemmten Wuchern einer verzerrten Vorstellungswelt entgegenwirken. Das konkrete Ausmaß von »Beschädigung« kann dabei wesentlich realistischer eingeschätzt werden als bei dem globalen Zusammenbruch in der Fantasie.

Im Folgenden möchte ich ein weiteres Beispiel zur Rolle der Fantasie in der Traumaarbeit anführen:

> In meiner Funktion, den Kolleg:innen des ICRC (Internationales Komitee des Roten Kreuzes) im Gazastreifen zum Schutz vor und zur Unterstützung bei sekundärer Traumatisierung zur Seite zu stehen, sucht mich ein Mitarbeiter in meinem Büro in Gaza auf. Während er für eine Evakuierung von bedrohten Personen in einem Dorf bereitsteht, muss er darauf warten, überhaupt erst ohne weitere Gefährdung durch Bombardierung losfahren zu können. Er ist völlig aufgebracht, weint und schildert:
>
> »Wir hatten über ca. zwei Stunden lang immer wieder telefonischen Kontakt mit einer Familie in […]. Ihre Ortschaft war gerade unter Beschuss und sie haben geschrien, dass wir sie hier herausholen sollen. Wir sind bei der Frau telefonisch dann drangeblieben und haben sie am Telefon begleitet. Ich bin mit ihnen am Telefon geblieben, während ich wusste, dass sowohl die UN als auch unsere Leute die ›clearance‹ [ein Zeitfenster von mitunter wenigen Stunden um Bewohner:innen zu evakuieren] verhandeln, aber es ging schon so lange. Sie haben schon stundenlang verhandelt und kein ›green light‹ für die Evakuierung erhalten. Ich habe in meiner zunehmenden Hilflosigkeit dann einfach versprochen, dass wir die Leute da rausholen. Dann hörte ich plötzlich fürchterlichen Krach, Bombardierung, Geschrei und das Telefonat ist an der Stelle abgebrochen.«

Das Bezeugen von Katastrophen dieser Art im Kontext sehr spezieller Praxisfelder gilt zweifelsohne als »Quelle« sekundärer Traumabelastung. Neben den beiden genannten Personen in den Fallbeispielen sind es häufig auch Richter:innen, Anwält:innen, Jurist:innen, die mit der Befragung von Opfern beauftragt schreckliche Details hören. Sie werden in der Vorstellung Fragmente einer Schilderung zu einer (Bilder-)Geschichte weben. Journalist:innen, insbesondere Kriegsberichterstatter:innen, sind nicht in der Trauma*arbeit* tätig, aber an vorderster Front der Bezeugung. Weidmann (2008) befasst sich mit dieser Berufsgruppe und betont, dass die Berichterstattung über Krisen, Katastrophen und Unglücksfälle für Journalist:innen häufig das Ersteintreffen am Geschehensort, neben dem Rettungspersonal, mit sich bringt. Medienschaffende sind häufig potenziell traumatischen Erfahrungen ausgesetzt und damit sekundären, aber auch primären Belastungsformen.

Unschätzbar und häufig völlig unterbelichtet ist die Leistung der Übersetzer:innen und Interpret:innen, sei es im therapeutischen (Dreier-)Setting, in der Arbeit mit Gruppen oder beim Bereitstellen von unterstützenden Maßnahmen. Kindermann et al. (2017) haben eine ausführliche Studie zur klinischen Symptombelastung sowie Schutzfaktoren zur Berufsgruppe der Dolmetscher:innen verfasst.

Nicht zuletzt gälte zu überlegen, ob *remote* und Online-Unterstützung auch zur Gruppe der *Konfrontation in der Fantasie* zählen. Als der Angriffskrieg auf die Ukraine bereits einige Wochen vorangeschritten war, bildete sich ein Netz von Psycholog:innen, das wöchentliche Supervisions- und Vortragssessions mit Studierenden und Kolleg:innen einer Universität in Kiew abhielt. Aus meiner Erfahrung möchte ich ein Beispiel berichten, das zeitlich in ein noch eher frühes Stadium des Krieges, wenige Wochen nach dessen Beginn, fällt:

> Als ich einen Beitrag über die Durchführung von Ritualen Hinterbliebener bei einer großen Anzahl gleichzeitig Getöteter vorbereite, quälen mich Überlegungen, was ich den Menschen mit diesem Vortragsthema, genährt aus der Erfahrung in anderen Kriegsszenarien, antue. »Brauchen sie wirklich eine Unterstützung zu Ritualen bei mehreren Toten? Will ich wirklich zu traumatischem Tod im Krieg sprechen?«, frage ich mich.
>
> Fraglos sind bei so einer Thematik auch meine Nächte von Erinnerungen gezeichnet, Erlebtes, Bezeugtes, Gehörtes will sich ans

Tageslicht drängen. »Ist das Thema zu dem Zeitpunkt überhaupt angebracht und in welcher Form?« Zwei Tage, nachdem der Beitrag vorbereitet, aber noch nicht abgehalten ist, findet das Blutbad in Bucha (11. April 2022), als eines der ersten bekannt gewordenen statt, einen Tag später erreicht der Online-Vortrag mehrere Hundert Kolleg:innen.

Der Trauer kann auch ich mich nicht entziehen, es folgen Fragen zum Umgang mit Wut und Zorn. Über Wochen sind es der Online-Austausch und das Abhalten dieser Beiträge, die mich beschäftigen, mit dem jeweils sofortigen Übergang nach den Meetings zur Vorlesung in den Hörsaal an meiner Universität. Die Kollision dieser Welten, neuer Krieg, frühere Einsätze, »Harmloses« im Hörsaal, ist für mich verstörender – und ich würde auch sagen belastender – als der Aufenthalt in einem der jeweiligen Einsatzländer, waren diese doch meist »fokussiert« und besser »emotional regulierbar«.

Es wird noch herauszuarbeiten sein, was die Kernthemen der sekundären Belastung im Zusammenhang mit Vorstellungswelten sind, aber festgehalten sei hier, dass sich in der Fantasie einiges fortsetzt und die Einschränkung eigener Handlungsmöglichkeiten einen ganz wesentlichen Beitrag zur Aporie in der Arbeit mit Trauma leistet.

3.4 Intervisorische und supervisorische Arbeitspraxen

Viele Ausgebildete in Beratung und Psychotherapie sind mit der supervisorischen und intervisorischen Arbeit insbesondere mit Gruppen betraut, weshalb ich diese als eigene Arbeitspraxis anführe. Gerade in den letzten Jahren wurde eine ganze Reihe von *Peer-Support-Systemen* etabliert, die professionell betreut werden. Peer-Support wird unter verschiedensten Namen und Schwerpunkten vor allem für Einsatzkräfte, Notfallinterventionsdienste, Teams in der Pflege sowie Intensivmedizin oder auch für Mitarbeiter:innen vor, während oder nach internationalen Einsätzen angeboten.

Bei all diesen Unterstützungsvarianten gilt es, ein besonderes Augenmerk auf die Dynamik von Trauma für die jeweiligen Mitarbeiter:innen und Gruppen zu legen sowie deren Handlungsfähigkeit wiederherzustellen. Information und Aufklärung sowie Schulung der jeweiligen Peers über die Wirkung von Trauma auf die primären Opfer, aber auch über die sekundären Folgen spielen eine zentrale Rolle und sind oftmals wesentlicher als Teamdynamiken zu analysieren. Wissenschaftliche Beforschung dieser Prozesse steht bislang wenig zur Verfügung. Im letzten Kapitel dieses Buches wird ausführlicher über die Beratung und Begleitung in Peer-Support-Netzwerken und deren Möglichkeiten und Grenzen die Rede sein.

4 Entstehung der sekundären Traumatisierung: Theoriemangel?

Die in der Literatur beschriebenen Modi der Entstehung einer sekundären Traumatisierung werden im Folgenden thematisch gebündelt beschrieben. Sprechen die einen von erschöpfter Empathie und ermüdetem Mitgefühl *(compassion fatigue)*, betonen die anderen vielmehr die Veränderungen sozial-kognitiver Schemata bzw. der Lebensansichten. Dem gegenüber stehen Ansätze, die von einer Ansteckbarkeit von Trauma ausgehen.

Gemeinsam ist diesen Ansätzen, dass die Transmission von Trauma weniger (beziehungs-)dynamisch gesehen wird als vielmehr unidirektional und außerdem im Sinne eines ökonomischen Verlusts vorhandenen Kapitals wie Empathie oder Weltanschauungen (Schemabestände). Dies mag auf sehr viele Arten von Arbeitspraxen und damit Formen sekundärer Berufsbelastungen (ich denke hier insbesondere an die Konfrontation mit der Typ-I-Traumatisierung) zutreffen, aber meines Erachtens fehlen entscheidende theoretische Erklärungen für die Traumawirkung in Beratung und Psychotherapie, wenn zu den im Folgenden dargestellten Ansätzen nicht – was hier noch zu leisten sein wird – psychodynamische sowie psychotraumatologische Erklärungsansätze aufgegriffen bzw. entwickelt werden.

4.1 »Ermattung« oder: Erschöpfung der Empathie

Gleich mehreren Ansätzen einiger Pionier:innen der sekundären Traumatisierung – von Charles Figley, von Beth Stamm und von Herbert Freudenberger – gemeinsam ist, dass sie von einer Erschöpfung bzw. dem »ökonomischen« Verlust von den Helfenden inhärenten Qualitäten wie der der Empathie oder des Enthusiasmus bzw. von Idealen im Zusammenhang mit berufsbedingten Aporien im psychosozialen Kontext ausgehen.

Dabei erscheint mir besonders interessant, um mit den Arbeiten von Figley zu beginnen, dass es seine ursprüngliche »Intention [war], die wirksamsten Methoden zur Auflösung von traumatischen Stressreaktionen zu sammeln und sich dann damit den Psychotraumatologen zuzuwenden« (Figley, 2002a, S. 33). Es ist sicher eine sehr beachtliche Grundidee, eine Auflösung von Traumastress anzustreben, jedoch ist sie gleichzeitig ätiologiefern. Figley prägte den Begriff der *Mitgefühlserschöpfung (compassion fatigue)* als »natürliche, vorhersehbare, behandelbare und verhinderbare unerwünschte Folge der Arbeit mit leidenden Menschen« und nennt sie den »Preis des Helfens« (Figley, 2002b, S. 41). Es fällt bei Figleys Formulierungen auf, dass von Lohn, Preis und zu zahlenden Rechnungen die Rede ist, und nicht zuletzt, dass die – vorwiegend inhärent wohl einfach vorhandene, so seine Annahme – mitfühlende Kapazität der Helfer:innen allmählich aufgebraucht werde, wie ein Kapital oder Konto, das schrumpft. *Compassion* versteht er als Gefühl tiefer Sympathie und Sorge um einen Menschen, der von »Leid oder Unglück betroffen ist«, mit dem »der starke Wunsch einhergeht, den Schmerz des Betreffenden zu lindern oder die Ursache zu beseitigen« (ebd., S. 53), wobei er Empathie auch noch als *Quelle des Verstehens* sieht. Empathie wird bei ihm zwar immer wieder als der Schlüssel für das Entstehen einer Sekundärtraumatisierung genannt, der Begriff der Empathie selbst aber wenig hinterfragt. Seine Erklärung dazu, was Empathie meint, erläutert er beispielhaft mit Vätern in »primitiven Gesellschaften, die aus Sympathie mit ihren Frauen Schwangerschaftssymptome [sic] entwickeln« (Figley, 2002b, S. 44). Figley verwendet neben der Empathie Begriffe wie Copathie, Identifikation oder *folie a deux* – für den Fall, dass »Ehegatten sich die psychiatrischen Erkrankungen zu eigen machen« (ebd., S. 44). Es ist ein großes Verdienst Figleys, bereits 1976 darauf hingewiesen zu haben – und dies bevor in den Stationen der Formulierungen der einzelnen DSM die Traumabelastung für verschiedene Gruppen ausdifferenzieren wurde –, dass die Zahl der Opfer von Gewaltverbrechen, Unfällen oder anderen traumatischen Ereignissen unterschätzt wird, weil »gewöhnlich nur die unmittelbar Betroffenen gezählt werden und Familienangehörige sowie Freunde der Opfer nicht berücksichtigt sind« (ebd.). In diesem Zusammenhang formuliert er die *secondary catastrophic stress reaction*, womit gemeint ist, dass mitfühlende Reaktionen auf Erlebnisse eines Familienmitglieds starke emotionale Belastungszustände hervorrufen können (ebd., S. 45f.). In diesem Zusammenhang formuliert er ein *Simultantrauma*, wenn gleichzeitig viele Mitglieder eines Systems traumatisiert werden, und nennt als Beispiele Geiselnahmen oder Unfälle in Kohlebergwerken.

Letztlich bleibt der Begriff der Empathie bei Figley aber wenig differenziert. Zum einen *ist* der Mensch einfach »von Natur aus« empathisch und diese Empathie gilt dem Nächsten, ungeachtet dessen, ob von Familienmitgliedern, Freund:innen oder Patient:innen die Rede ist. Interessant dabei erscheint mir die kritische und meines Erachtens wichtige Idee, dass – sollte es infolge der Erschöpfung dieser Empathie zur Traumatisierung der Helfer:innen kommen – diese den primären Opfern unabsichtlich weitere Schmerzen zufügen könnten (ebd., S. 41) und deshalb mitfühlende Helfer:innen dabei unterstützt werden sollen, ihre Arbeit zu tun und selbst ein zufriedenstellendes und befriedigendes Leben zu führen (ebd., S. 42). Damit führt er ein zentrales Argument in die Diskussion ein, eines, das in der weiteren Formulierung Beth Stamm zu betonen weiß: Ressourcenorientierung. Ressourcenstärkung und Selbstfürsorge der Helfer:innen gelten zunehmend als Präventivkonzepte für die sekundäre Traumatisierung, wobei Stamm statt Empathie wesentlich mehr die (fehlenden) eigenen Ressourcen als konstitutiv für die Traumabelastung der Helfenden hervorhebt (Stamm, 2002, S. 29; Figley, 2002c).

Wenn beleuchtet werden sollte, *wie* nun die sekundäre Traumatisierung geschieht, findet sich bei Figley, neben der bereits erläuterten Erschöpfung, aber noch eine weitere erstaunliche Idee: die eines *Chasmal-Effekts* (am ehesten ein Übersprungseffekt; griech. *χάσμα* – *chásma*: »Erdspalte, Schlund«), der stattfindet, wenn eine traumatische Belastung, die zunächst nur bei einem Mitglied einer Familie oder Gruppe aufgetreten ist, das gesamte Familiensystem erfasst (Figley, 2002b, S. 45). Nennenswert vertiefen wird er diesen Ansatz später nicht mehr, ich werde ihn aber in Kapitel 8 wieder aufgreifen.

Als den wesentlichsten zur Mitgefühlserschöpfung äquivalenten Begriff führt Figley *Burn-out* an. Beide Modi weisen bei ihm eine emotionale Erschöpfung auf, jedoch erfolgt diese beim Burn-out als allmähliche Entwicklung, wohingegen der sekundäre Traumastress plötzlich und ohne Vorankündigung auftreten kann. Dabei erscheint mir diese offenbar einzige, die zeitliche Unterscheidung nicht die wesentliche zu sein, sondern die sich darin verbergende Unterscheidung vielmehr eine *qualitative* und viel zentralere, was zu einem späteren Zeitpunkt zu argumentieren sein wird. Vorerst soll ein Beispiel aus meiner Erfahrung angeführt werden, um sekundären Traumastress bei einer Einsatzkraft zu skizzieren und deutlich vom Burn-out zu unterscheiden:

> Ein Team der Krisenintervention wird zu einem Einsatz gerufen: Infolge eines Streits zwischen zwei Kontrahenten wurde ein Mord verübt und im Anschluss ein Suizid vollzogen. Die beiden Opfer liegen teils blutüberströmt am Boden, ein Bild der Verwüstung, die kriminalistischen Erhebungen laufen und das Rettungsteam kann im Grunde nichts weiter tun; das Kriseninterventionsteam plant infolge mit der Exekutive die Überbringung der Todesnachrichten. Eine Woche später ruft mich ein Mitarbeiter des Rettungsteams an. Sein junger Kollege, ein »Zivildiener« war die erste Woche – gleich nach der Grundausbildung – im Dienst und damit in diesem Einsatz. Er habe seither schreckliche Bilder der Erinnerung an diese Situation, erlebe Intrusionen, Albträume, Schlafstörungen und wolle nicht mehr länger als Zivildiener beim Roten Kreuz arbeiten.

Schneider (2018) streicht beim Belastungstypus Burn-out bei Psychotherapeut:innen die emotionale Überforderung und die damit einhergehende motivationale wie leistungsbezogene Ebene heraus. In Anlehnung an den ersten Beschreiber des Syndroms Herbert Freudenberger hebt Schneider die Rolle der Enttäuschung und Desillusionierung in Verbindung mit hoher moralischer Zielvorstellung sowie hohem Berufsethos hervor. Allmählich im Prozess erfolgt dann eine Distanzierung von der hohen Zielvorstellung, die zunehmend dem Sarkasmus gegenüber der Klientel weicht. Berufliche wie auch private soziale Überforderung sind mittlerweile als Burn-out in den allgemeinen Sprachgebrauch eingegangen und werden meist als Reaktion auf und Folge von mehreren Faktoren mit entsprechender zeitlicher Entwicklung beschrieben. Kurz gefasst beschreibt Schneider (2018) das Burn-out als Syndrom aus Anspannung, Erschöpfung und Resignation, Überforderung und körperlicher Abgeschlagenheit. Burn-out gilt immer wieder als *die* Berufsbelastung helfender Berufe (Burisch, 2011). Es lässt sich wenig trennscharf von depressiven und psychosomatischen Entwicklungen abgrenzen. Mit Stamm (2002) ließen sich außerdem noch Gefühle der Hoffnungslosigkeit und Schwierigkeiten in der effektiven Ausübung der beruflichen Tätigkeit ergänzen. Letztlich fehlen in der Abgrenzung zur sekundären Traumatisierung als Mitgefühlerschöpfung typische Symptome traumatischen Stresses. Figley (2002b) beharrt in seinen Arbeiten allerdings auf den Vergleichbarkeiten zwischen Mitgefühlserschöpfung, Burn-out und sekundärer Traumatisierung – wenn ich so interpretieren darf –, indem er resümiert, es sei der Mitgefühls*stress*, der zur Unzufriedenheit mit den eigenen Bemühungen und zur allmählichen Distanzierung vom Leiden der Opfer führe.

4.2 Konstruktivistische und Schema-bezogene Ansätze

McCann und Pearlman (1990a) haben den Begriff der *stellvertretenden* Traumatisierung *(vicarious traumatization)* für die Traumabelastung der Unterstützenden gewählt. Sie gehen davon aus, dass es die Beeinträchtigung fundamentaler kognitiver Schemata ist, welche die sekundäre Traumatisierung charakterisiert. In der Kognitionspsychologie werden Schemata als organisierte Strukturen, die Wissen und Erwartungen im Hinblick auf bestimmte Ausschnitte der Umgebung beinhalten, aufgefasst. Schemata sind langfristig gespeicherte Strukturen, die die mentale Repräsentation unterschiedlicher komplexer Realitätsbereiche ermöglichen und damit auch die Erwartbarkeiten innerhalb einer sozialen Welt voraussagen. Erinnern und Erfahrung sind von Schemata stark beeinflusst.

Pearlman greift in einer ersten Beschreibung der stellvertretenden Traumatisierung auf ihre Selbstwahrnehmung zurück und formuliert, dass sie als Traumatherapeutin feststellen musste, dass sonst von ihr hoch geschätzte Familientage zu dumpfen und leeren Tagen wurden und Vergnügungen von Bildern der Gewalt überschwemmt wurden. Kummer prägte zunehmend ihr Leben und die Geschichten der Klienten ereilten sie auch nachts. Das Gefühl merkwürdig und nicht sie selbst zu sein war für sie beunruhigend und erschreckend (Pearlman, 2002, S. 34).

Diese Empfindungen bemerkt sie nach einem zwei Wochen dauernden Einsatz zur Unterstützung von Helfer:innen zu einem Zeitpunkt ca. fünf Jahre nach dem Genozid in Ruanda. Diese Beobachtungen – von ihr auch als *indirekte* Taumatisierung bezeichnet, gehen mit einer »Kaskade an Sinnfragen« einher, wobei das »Gefühl der Verbundenheit und der Sinnhaftigkeit als Gegengift« bezeichnet wird (Pearlman, 2002, S. 37). Pearlman und Mac Ian bezeichnen diese Veränderungen als *Transformation*, die in mit Trauma Arbeitenden stattfindet, wobei sie damit vor allem den beginnenden »Kampf um die Suche nach Sinn, das Bemühen, das Geschehene zu verstehen und Sinn in der Arbeit zu finden«, als transformierend bezeichnen (Pearlman & Mac Ian, 1995, S. 558).

Als Begriff durchsetzen wird sich im Weiteren der der *vicarious traumatization* – im deutschen *stellvertretende Traumatisierung* –, wobei das inhaltliche Kernstück hierin der *bedürfnisorientierte* Schema-Ansatz bildet (McCann et al., 1988; McCann & Pearlman, 1990a; 1990b). Bedürfnisorientierte Schemata – welche wiederum aus der *constructivist self-development theory* abgeleitet sind, daher auch die Zuordnung der Ansätze zu den sogenannten *konstruktivistischen* – umfassen vor allem das Bedürfnis nach (1) Sicherheit, (2) vertrauensvoller Beziehung, (3) Stärke im Sinne von Kraft oder Macht *(power)* statt Hilflosigkeit und Verletzlichkeit, (4) Wertschätzung *(esteem)* und (5) Verbundenheit *(intimacy)*. In einer späteren Arbeit erweitern McCann und Pearlman (1990b) diese fünf grundlegenden Bedürfnisse um das Bedürfnis nach Unabhängigkeit im Sinne persönlicher Autonomie und Bewegungsfreiheit sowie um das Bedürfnis nach einem bedeutsamen Bezugsrahmen *(frame of reference)*. Zu Letzterem zählt zum Beispiel das Finden einer Erklärung für Ursachen von Ereignissen.

Ein zweiter Ansatz, der sich auf sozialpsychologische Schemata bezieht, findet sich bei Janoff-Bulman (2002). Sie schreibt in ihrem Werk *Shattered Assumptions* über die Erschütterung von Grundannahmen, die charakteristischerweise durch Trauma geschieht. Unsere Grundannahmen *(assumptive worlds)* sind, bei genauerer Betrachtung, naive, übergeneralisierte illusionäre Vorstellungen über die Welt, uns selbst und die Beziehung zwischen beiden. Diese Vorstellungwelten umfassen bei Janoff-Bulman Annahmen über (1) das Wohlwollen der Welt und der Menschen, dass mir nicht absichtsvoll Böses angetan wird, (2) strukturierende Sinnzusammenhänge und Verteilungsprinzipien in der Welt – wie beispielsweise der Glaube an eine gerechte Welt (Lerner, 1980) – und damit auch naive Theorien darüber, *warum* Ereignisse passieren und überdies ganz *bestimmte* Menschen treffen, sowie (3) Annahmen über uns selbst, wer wir sind und wie viel Wert und Bedeutung uns zugesprochen wird. Einer kritischen Hinterfragung werden diese Grundannahmen nicht standhalten, sie unterstützen aber die Abwehr eigener Vulnerabilität und unser Handeln im Alltag. Janoff-Bulman hat die Erschütterung unseres Selbst- und Weltverständnisses für (primäre) Opfer bzw. Überlebende formuliert und ihr Ansatz findet deutlichen Niederschlag in der Definition von Trauma bei Fischer und Riedesser (2009, S. 84). In einer eigenen Studie habe ich das Modell von Janoff-Bulman in Hinblick auf die sekundäre Traumatisierung aufgegriffen und empirisch untersucht (Andreatta, 2012a). Dabei zeigten sich bei Einsatzkräften im Rettungsdienst und den hier organisational angeschlossenen Mitarbeitenden der Krisenintervention vor allem eine Erschütterung in den Annahmen über die Gerechtigkeit der Welt und des Vertrauens in das

Wohlwollen der Menschen sowie ein eher geringer Selbstwert bei denen, die auch hohen Traumastress erlebten. Dazu später mehr.

Den beiden Ansätzen gemeinsam ist, dass sozial-kognitive auch immer emotional wirksame Schemata sind und, vereinfacht gesagt, dass das Gefühl der Zugehörigkeit, Annahmen über Beziehungen und Lebensperspektiven, damit auch Überzeugungen und Werte bis hin zum Selbstwertgefühl durch primäre, aber auch sekundäre Traumatisierung erschüttert werden. Inhärent ist beiden Theorien außerdem, dass die Entwicklung und Aufrechterhaltung akuter und posttraumatischer Symptome im Dienste der Reorganisation schematischer Strukturen steht (Janoff-Bulman, 2002; Andreatta, 2012a).

In Unterscheidung zu oder, präziser formuliert, in Erweiterung des Ansatzes von Figley (2002a; 2002b) betonen die Autorinnen der Schemabezogenen bzw. konstruktivistischen Ansätze zwar auch das *empathic engagement* als Voraussetzung für eine mögliche Traumabelastung der Therapeut:innen, richten ihren Blick aber vor allem auf die Folgen auf den Ebenen emotionaler, sozialer und kognitiver Selbst- und Weltmodelle.

4.3 »Die Infektiösen«

Die Grundidee bei dieser Gruppe von – eher wenigen – Ansätzen ist, dass sie Trauma als ansteckend und damit als »infektiös« auffassen. Der Gedanke der Übertragbarkeit von Trauma im Sinne einer Infektion basiert in diesen Annahmen auf einer Analogie zwischen den Zuhörenden oder Zusehenden und dem menschlichen Körper, in den von außen unliebsame Erreger eindringen. In konsequenter Weiterverfolgung des Infektionsgedankens wären dann jedoch »die Krankheitssymptome der sekundären Traumatisierung« wiederum Abwehr- und Abstoßungsversuche, die den eingedrungenen Erregern gelten.

Entwicklungspsychologische Erkenntnisse zur Empathiefähigkeit legen nahe, dass diese in den ersten Lebensjahren über Prozesse der Affektsozialisation und -abstimmung entsteht und Empathie außerdem über Gefühlsansteckung entwickelt wird (Kohler-Spiegel, 2018). Trautmann et al. (2018) fanden heraus, dass die Stressreaktion auf ein erlebtes Trauma von der Empfänglichkeit für die Gefühle anderer abhängt: Menschen mit hoher Empfänglichkeit für die negativen Emotionen anderer schätzen bestimmte Stimuli als belastender ein und berichten eher Angst, als dies bei anderen der Fall ist, deren Empfänglichkeit für positive Emotionen höher ist.

Schulten (2020) findet in der Arbeit zur *traumazentrierten Psychotherapie* von Sachsse (2004) den Begriff der *psychischen Infektion* und geht mit ihm gemeinsam davon aus, dass sich Traumatisierungen im psychosozialen und psychotherapeutischen Arbeitsfeld wie eine Infektionskrankheit auf die Helfenden übertragen, wenn sich diese nicht ausreichend schützen können (Schulten, 2020, S. 171). Frey sieht in der *unheimlichen Macht des Traumas* eine Ansteckungsgefahr und formuliert eine enge Analogie zur Infektionskrankheit mit dem relevanten Unterschied, dass aus der Konfrontation mit Trauma nicht wirklich Immunität, sondern psychische Störung erwachse (Frey, 2001, S. 112). In einer späteren Arbeit verfeinert Frey (2007, S. 235f.) die Infektionsthese von Trauma, indem er von der Verbindung einer Kontamination durch das Trauma selbst mit einer bestehenden kumulativen Belastung der Helfenden spricht, die zur sekundären Traumatisierung führt (ebd., S. 241).

Die These der Gefühlsansteckung als ein Vorläufer des Burn-out wird in den folgenden Befunden vertreten. Miller, Stiff und Ellis (1988) adressieren in ihrer Untersuchung Stress und Burn-out des Personals in einem psychiatrischen Krankenhaus. Der Blick richtet sich auf empathische Anteilnahme und kommunikative Reaktionsfähigkeit *(communicative responsiveness)* zwischen Patient:in und Mitarbeiter:in, wobei Gefühlsansteckung *(emotional contagion)* die beeinflussende Variable darstellt: Empathische Anteilnahme führt zu kommunikativer Bereitschaft zu reagieren, emotionale Ansteckung jedoch verringert diese. Die kommunikative Reaktionsfähigkeit wiederum führt zur Vorhersage von verschiedenen Varianten von Stress bzw. Burn-out.

Häufiger als zur Erklärung einer berufsbedingten Traumatisierung ist die Idee des Infektiösen jedoch im familiären sowie transgenerationalen Bereich zu finden. Issroff (1997) hat das Phänomen der *Affektkontamination* am Beispiel fortdauernder Auswirkungen massiver Traumatisierung untersucht, wobei ihr Schwerpunkt auf der transgenerationalen Weitergabe von (Holocaust-)Traumatisierung lag, während sie aber auch explizit die Wirkung auf die Therapeutin schildert. Sie beschreibt, wie nicht assimilierbare Affekte massiver Traumatisierung fortdauernd im Sinne einer Affektkontamination wirksam sind. Von einer *Kontaktviktimisierung* schreibt Courtois (1988), allerdings ist die Thematik der Traumaübertragung, wie in vielen frühen Formulierungen der sekundären Traumatisierung, auch hier im familiären Kontext anzusiedeln.

4.4 Psychodynamische und psychotraumatologische Erklärungen

Bislang gibt es erstaunlich wenige Ansätze und Arbeiten, die sich aus einer psychodynamischen oder psychotraumatologischen Perspektive im engeren Sinne mit der berufsbedingten Transposition von Trauma befassen. Die Psychotraumatologie, so erscheint mir manchmal, hat mit der Befundung einer Traumastörung der Helfenden – auch hier bleiben die Formulierungen ätiologiefern – schon ihren Meilenstein zum Beleg einer sekundären Traumatisierung erreicht. Vielleicht entgeht ihr da etwas, was in einem beschreibend Zugang eher abzubilden wäre? Theoretisch stünde für eine Definition und ein wesentliches Bestimmungsstück einer sekundären Traumatisierung noch das erschütterte Selbst- und Weltverständnis in Anlehnung an Fischer und Riedesser (2009) zur Verfügung, erweiterbar mit einem erschütterten beruflichen Selbst- und Rollenbild sowie mit einem handlungstheoretisch verankerbaren Kontrollverlust einhergehend mit der damit verbundenen nicht mehr möglichen Aufrechterhaltung des bisherigen Identitätsgefühls (Andreatta, 2012a). Alternativ wurden bislang Spiegelneuronen (Daniels, 2007) sowie *kindling* – als fortschreitende Zunahme neuronaler Antworten bzw. einer Sensitivierung emotionsverarbeitender Gehirnregionen – in den Blick genommen (Daniels, 2008).

Psychodynamische Erklärungen gibt es wenige bzw. beziehen sie sich häufig nicht explizit auf eine sekundäre Traumatisierung. Bekanntes sei hier kurz zusammengefasst und zu einem späteren Zeitpunkt vertieft. Das Duett *Übertragung* und *Gegenübertragung*[3] gilt als Arbeits- und Beziehungsgrundlage (nicht nur) in psychodynamisch orientierten Beratungen und Psychotherapien. Auch wenn die Gegenübertragung als Schlüssel zum Verständnis unbewusster und abgewehrter Vorgänge zu verstehen ist, darf nicht übersehen werden, dass es komplexer emotionaler und kognitiver Transformationen bedarf, wenn aus Gegenübertragung empathisches Verstehen werden soll (Wellendorf, 1999). Weniger bekannt ist vielleicht, dass bereits Holderegger (2012) den Begriff der *traumatisierenden Übertragung* geprägt hat.

Prozesse der *Identifikation* bzw. der *projektiven Identifizierung* – vor allem in den Arbeiten von Melanie Klein und Wilfred Bion beschrieben –

3 In der Traumapädagogik wird häufiger der Begriff der Gegen*reaktion* und nicht der Gegenübertagung als Antwort auf die Übertragung verwendet.

sind in psychodynamischen Theorien nochmals besonders als Quelle (traumatischer) Belastungen hervorzuheben, bilden nicht zuletzt abgespaltene Teile, die auf eine andere Person projiziert werden – bei der damit wiederum entsprechende Affekte oder Gedanken hervorgerufen sind –, mögliche Varianten für eine Traumatisierung anderer. Mit Krause könnte außerdem eine *automatische Identifikation* mit aufgenommen werden, wenn motorisch-expressive Teile der Patient:innen unbemerkt als körperliche Module aufgegriffen werden (Krause, 2008), ein Aspekt, der mir bei traumatischen Stressreaktionen nicht unbeachtlich erscheint.

Ergänzen möchte das *maligne Containment* (vgl. Crepaldi, 2018a; in Anlehnung an die Arbeiten von Bion) und ge- oder misslingende Prozesse der *Symbolisierung* als Faktoren der Entstehung der sekundären Traumatisierung (Barwinski, 2021). Auch diese Ansätze müssen später vertieft werden.

Einige Entwicklungen der letzten Jahre lassen vermutlich auch eine Erweiterung bzw. Vertiefung der Formulierung der sekundären Traumatisierung – mit welcher Begrifflichkeit auch immer – erwarten. Nennen würde ich hier die Erweiterung der Studien zu Trauma (1) mit dem umfassenden Band zum *sozialen Trauma* (Hamburger et al., 2022), der (2) insgesamt statthabenden *intersubjektiven Wende* vom intrapsychischen zum intersubjektiven Paradigma mit dem Einbezug aktueller Intersubjektivitätstheorien in den psychodynamischen Ansätzen (vgl. Crepaldi, 2018b) sowie auch einer (3) interdisziplinären Erweiterung durch den Einbezug aktueller Modelle wie zum Beispiel bei Bleimlings Arbeit zu *Gegenübertragung und soziales Trauma* (Bleimling, 2018).

Dieses Buch möchte insgesamt, vor dem Hintergrund der nun erweiterten Frage, wie Trauma (weiter) wirkt, eine Reihe an psychodynamischen Prozessen für die Erklärung einer sekundären Traumatisierung beleuchten.

5 Die Nähe zum Typ-I-Trauma: Vordergründiger (Trauma-)Stress

Die sekundäre Traumatisierung wird in der Literatur überwiegend im Näheverhältnis zur primären formuliert bzw. entsprechend untersucht und damit auch am allermeisten in Anlehnung an das DSM-5, mit wenigen Abwandlungen oder Ergänzungen (z.B. Daniels, 2008), beschrieben und erhoben. Für die berufliche Konfrontation mit der Typ-I-Traumatisierung lässt sich dies gut begründen und leicht nachvollziehen. Die Nähe der sekundären Traumatisierung zum *Traumastress* des Typus posttraumatische Belastungsstörung ist vor diesem Hintergrund auch besonders geeignet dazu, Erstversorgende, Einsatz- und Intensivpersonal und viele, die in ähnlicher Weise mit Akut- und Primärversorgung oder als Erstanlaufstelle fungieren, in den jeweiligen Belastungen abzubilden.

Beginnend mit dem DSM-5-Kriterium A, den Traumastressoren gilt, dass die »Erfahrung wiederholter oder extremer Konfrontation mit aversiven Details von einem oder mehreren [...] traumatischen Ereignissen (z.B. Ersthelfer:innen, die menschliche Leichenteile aufsammeln, oder Polizist:innen, die wiederholt mit schockierenden Details von Kindesmissbrauch konfrontiert werden)« (Falkai & Wittchen, 2018, S. 369) zur eigenständigen traumatische (Berufs-)Erfahrung gezählt werden kann. Reinhard und Maercker (2004) sowie Živanović und Vukčević Marković (2022) sehen die sekundäre Traumatisierung als einen der posttraumatischen Belastungsstörung ähnlichen Zustand, der die psychische und physische Gesundheit und das Wohlbefinden von Mitarbeiter:innen in Einrichtungen schädigt und sich damit direkt oder indirekt auf ihr persönliches und berufliches Leben auswirkt. Auch Daniels geht von einer fundamentalen Parallelität der sekundären Symptome zu den primären aus (Daniels, 2006, S. 3).

Das grundlegende Modell der sekundären Traumastörung ist in die drei bekannten symptomalen Cluster *Intrusionen*, *Vermeidung* und *Über-*

erregung gegliedert. Das erste wichtige Merkmal wäre das unfreiwillige Erinnern, Wiedererleben oder die unwillkürliche lebendige Imagination der mitgeteilten Ereignisse oder geschilderten Gewaltausübung (Živanović & Vukčević Marković, 2022). Angstträume, überwältigende Gefühle von Trauer und Hoffnungslosigkeit bis hin zu dissoziativen Zustände können folgen. Daniels vertieft um ein parapsychotisches Bedrohungserleben, das zu starkem Sicherheitsverhalten führen kann, und ergänzt eine extreme Neigung zum Grübeln (Daniels, 2006, S. 73). Ellis und Knight (2021) nennen eine veränderte Eigenwahrnehmung, wie das Gefühl nicht für das eigene Handeln verantwortlich zu sein oder sich außer Kontrolle zu fühlen, etwa durch emotionale Ausbrüche, aber auch zunehmendes Misstrauen anderen gegenüber.

Vermeidungsverhalten ist die zweite Symptomgruppe. Es wird versucht sogenannte Trigger wie beispielsweise Orte, Situationen, Gegenstände, die an belastende Situationen erinnern könnten, zu umgehen (Živanović & Vukčević Marković, 2022). Es werden aber auch insgesamt soziale Kontakte und Freunde vermieden und gegen Rückzug und Alleinsein-Wollen eingetauscht. Vermindertes Interesse an einst geschätzten Aktivitäten tritt ebenso auf wie Gefühle der Losgelöstheit von anderen Menschen oder das Phänomen, sich überhaupt als völlig gefühllos zu empfinden (ebd.). Hierfür wird auch der Begriff des *numbing* bzw. der emotionalen Taubheit passend sein.

Das dritte Symptomcluster umfasst generalisierte Veränderungen der Erregung und Reaktionsfähigkeit. Erhöhte Sensibilität, übertriebene Wachsamkeit, geringere Aufmerksamkeit, Ein- oder Durchschlafstörungen, all dies zählt zu dieser Symptomgruppe. Zu mit Überregung verbundenen Störungen zählen letzten Endes auch impulsive oder sogar aggressive Handlungen, Wutausbrüche bis hin zu rücksichtslosem oder selbstzerstörerischem Verhalten.

Živanović & Vukčević Marković (2022) ergänzen diese drei Cluster um weitere Faktoren wie negative kognitive oder Stimmungsveränderungen unter Einschluss des Vergessens wichtiger Aspekte des (gehört) Geschehenen und außerdem tiefgreifende verzerrte Ansichten über sich selbst, über andere oder über die Welt sowie pessimistische, depressionsähnliche fatalistische Perspektiven auf die Zukunft und allgemeine Dysphorie. Häufige sekundäre Exposition mit traumatischen Inhalten, ohne dass sie angemessen verarbeitet werden, kann darüber hinaus zu einer Zunahme depressions- und angstbezogener Symptomatik führen, während die allgemeine Lebensqualität sinkt (ebd.) Sie differenzieren in Anlehnung an andere Autor:innen in Zustände ängstlicher Erregung und dysphorischer Erregung sowie auf der Stimmungsebene negative Affekte und Anhedonie. Aggressive und selbstzerstörerische Verhaltensweisen können folgen (ebd.); ebenso kann das Gefühl für die eigene Kontinuität verloren gehen (Ellis & Knight, 2021, S. 3576). Veränderungen in den Bereichen Identität, psychische Bedürfnisse, Grundüberzeugungen und Gedächtnis sowie Veränderungen der Beziehungen zu anderen formuliert Schulten (2020, S. 175). Die Erschütterung des Selbst- und Weltverständnisses und seine Rolle in der Aufrechterhaltung der Traumareaktionen in der Suche nach neuen Grundannahmen hebe ich selbst gerne hervor (Andreatta, 2012a). Ehlert und Brönnimann (2019) betonen die auftretenden Komorbiditäten wie Depression, Angst, aber vor allem auch Substanzabhängigkeit sowie somatoforme Störungen.

Das Auftreten der erhobenen klinischen sekundären Traumasymptome schwankt in der Literatur sehr stark. Die Prävalenz variiert innerhalb der Untersuchungen und je nach Berufsgruppe zwischen einer sehr geringen Rate (Greinacher et al., 2019), einer sehr hohen von 65 Prozent der Traumahelfer:innen (Myers & Wee, 2002) und einer mittleren Ausprägung von beispielsweise 37 Prozent (Cornille & Meyers, 1999) bei Kinderschutzdiensten und sogar 100 Prozent bei humanitären Helfer:innen bei einer Studie von Shah et al. (2007). Dementsprechend verzichte ich hier auf zusammenfassende Darstellungen dieser Art völlig und möchte im Folgenden eine Diskussion zu Fragen und Kritik an der Formulierung einer sekundären Traumastörung eröffnen.

6 Zwischenbilanz

Kritische Einwände zur Rede von der sekundären Traumatisierung

Die Forschungsliteratur zur sekundären Traumatisierung war in den letzten Jahren häufig damit beschäftigt, diese empirisch zu belegen oder zu widerlegen. Es finden sich bei entsprechenden Berufsgruppen im weiten Feld von Trauma durchgeführte Erhebungen zur Überprüfung des Auftretens von Traumastress angelehnt an bzw. bis ident mit jener posttraumatischen Belastungsstörung. Im weiteren interessiert noch die Vergleichbarkeit des Traumastresses über verschiedene Arbeits- und Berufspraxen hinweg vor dem Hintergrund entsprechender Prävalenzraten. Damit sind diese sekundären Formen von Traumafolgen, die Aporien der Arbeit mit den Traumatisierten, zur *nosologischen Kategorie* geworden und beanspruchen – wie die Krankheitslehre vorgibt – eine systematischen Beschreibung als Krankheit und Krankheitsverhalten sowie -bewältigung.

Nicht geführt wird damit eine viel zu selten beanspruchte Diskussion, die genauso (oder noch viel mehr) über die primäre Traumatisierung zu führen wäre. Fragen wie »Welche Diskriminante zur Unterscheidung von traumatisch versus nicht traumatisch gilt?« sind mit Manualen nun rechnerisch relativ leicht zu beantworten. Als »traumatisiert« gilt, auf wen die Diagnosekriterien zutreffen, die anderen wären entsprechend »nicht traumatisiert«. Ätiologisches und Differenzierendes wird selten gesucht und abgesehen von den bekanntermaßen ungünstigen Folgen des Versehens mit einem Label wäre hier auch die Frage nach möglicher Stigmatisierung zu stellen. Vermutlich wollen doch einige in psychosozialen Berufspraxen Tätige, die mit Trauma konfrontiert sind – zur Anerkennung ihrer Belastungen und der Aporien dieser Tätigkeiten – einen expliziten Traumabegriff nicht für sich beanspruchen, denn Trauma bedeutet – was im nächsten Kapitel noch vertiefend zu klären sein wird – den umfassenden Verlust von Kontrolle, Handlungsfähigkeit sowie die schutzlose Preisgabe, die die Individuen ohnmächtig werden lässt. Eine ganze Reihe an Fragen ist zu stellen und einige Kritikpunkte im Folgenden abzuwägen.

Erregung oder Ermattung?

Eine Kontoverse ergibt sich aus der Frage der erhobenen Symptome bei Helfer:innen und Therapeut:innen und ihrer entsprechenden Formulierung als sekundäre *Traumatisierung*. Jurisch et al. (2009) hinterfragen zu Recht, ob die *compassion fatigue* (Mitgefühlserschöpfung) mit dem sekundären Traumastress (Formulierungen, die Figley als Synonyme verwendet) auch wirklich gleichzusetzen ist und ob denn der Ausdruck *fatigue* zu Erregungssymptomen passe. Živanović und Vukčević Marković betonen, dass einige Befunde, die innerhalb der Diskussion um ein Modell der sekundären Traumatisierung zwischen Überregungs-, Kognitions- und Stimmungsfaktoren unterscheiden, keine Unterstützung für komplexere sekundäre Traumamodelle zulassen. Etwas spezifischer formulieren sie, dass die hohe Korrelation zwischen Kognitionsveränderung bzw. Dysphorie und Überregungsfaktoren darauf hindeutet, dass diese beiden Dimensionen im Gegensatz zu Modellen der posttraumatischen Belastungsstörung möglicherweise empirisch untrennbar miteinander verbunden sein könnten, sodass eine einzige Dimension sehr breiten Manifestationen sowohl negativer Veränderungen der Kognitionen und der Stimmung als auch der Reaktivität und Erregung zugrunde liegt (Živanović & Vukčević Marković, 2022, S. 283).

Das Gleiche wie die Opfer, nur etwas weniger?

Unklar bleibt, ob die sekundäre Traumatisierung qualitativ etwas Anderes meint als die primäre. Häufig wird Ersterer einfach etwas weniger Intensität, aber sonst keine weitere Unterscheidbarkeit zuerkannt (Lerias & Byrne, 2003). Daniels (2006) Beschreibung der fundamentalen Parallelität der sekundären Symptome zu den primären wurde bereits erwähnt. Häufig wird auf die Formulierung einer *subsyndromalen* Traumastörung zurückgegriffen (vgl. Ehlert & Brönnimann, 2019; Andreatta, 2012a). Ich gehe davon aus, dass es für viele Einsatzkräfte – um dies als Beispiel zu nehmen – zu akzeptieren sein wird, dass ihre Tätigkeit in der Erstversorgung oder Bergung von Schwerverletzten oder Toten mit massivem Stress und traumatischen Stressreaktionen einhergeht. Die Folgen, allem voran das intrusive

Wiedererleben, bringen aber ganz andere Modi von Belastung und Komplexität mit sich als in den Berufsfeldern Beratung und Psychotherapie, in denen frühe und massive Traumatisierungen erst allmählich ans Tageslicht gebracht werden. Anders formuliert könnte ich hier die Gleichmachung in der Formulierung *einer* sekundären Traumatisierung, die insgesamt gleich, aber etwas weniger als bei den Opfern auftritt, nicht akzeptieren.

Womit das Trauma bewiesen wäre? Trauma oder Stress

Ich kenne die Frage, häufig im Hörsaal erörtert, ob sich aus belastenden Situationen (z. B. Krieg, Kindheitsereignisse) ein Trauma entwickeln kann. Diese Frage impliziert, dass weniger eine solche Situation selbst für Trauma konstituierend sei, als vielmehr die Folgen: ob das Individuum – möglicherweise vor dem Hintergrund mangelhafter Resilienzausstattung – dann Symptome entwickelt, die einer entsprechenden diagnostischen Kategorie (DSM-5; ICD-10) zuzuordnen wären. Vereinfacht: Trauma wird erst durch Symptomentwicklung interessant. Diese Sichtweise, genährt durch einen engen klinischen Traumadiskurs um die posttraumatische Belastungsstörung, vernachlässigt jedoch einige Aspekte – neben der bereits genannten Ätiologieferne beispielsweise auch, dass viele Formen der Traumatisierung vorerst nicht zu störungsrelevanten Folgen führen und eine Latenzzeit aufweisen, dann aber nach Jahren, zum Beispiel durch Nicht-Würdigung, Leugnung oder Formen der Reaktivierung – mit entsprechender Stresssymptomatik – zutage treten; und dass von Trauma manchmal wenig zu unterscheidende Trauerreaktionen ein grundlegendes Sicherheitsgefühl »bevorzugen«, um sich deutlicher bemerkbar zu machen.

Ehlert und Brönnimann (2019) unterscheiden zwischen traumaspezifischen und traumaunspezifischen Folgen bei den gefährdeten Berufsgruppen. Jurisch et al. schreiben in ihrem Schlusssatz: »Um von einer Traumatisierung der Therapeuten sprechen zu können, müsste gezeigt werden, dass bei ihnen während der Therapie eine qualitativ ähnliche Stressreaktion auftritt wie bei Opfern einer primären Traumatisierung« (Jurisch et al., 2009, S. 259). Diese Aussagen werfen mich auf die bereits gestellte Frage zurück, wie Trauma – ob nun primär oder sekundär – zu belegen wäre. Grundsätzlich gehe ich davon aus, dass wir uns innerhalb der Traumaforschung noch lange nicht einigen können, was mit Trauma gemeint ist, wo es anzusiedeln wäre und wie es zu heilen wäre, zeugen doch auch viele Diskurse über Trauma davon (Becker, 2009; Brunner, 2014).

(Nicht-)Formulierung einer sekundären Traumatisierung: eine Gegnerschaft?

»Die veröffentlichten empirischen Studien sind widersprüchlich und rechtfertigen nicht den Ton der Überzeugung, mit dem in der wissenschaftlichen Literatur vor sekundärer Traumatisierung gewarnt wird«, so schlussfolgern Jurisch et al. (2009, S. 250). Sie nehmen 21 quantitative Studien zu den psychologischen Konsequenzen traumatherapeutischer Arbeit in den Blick. Nicht zuletzt wird von ihnen gefragt, ob konfrontierende Traumatherapie unterlassen werden sollte, wenn sie zum Therapeutentrauma führt. Die Möglichkeit des Erleidens einer sekundäre Traumatisierung »scheitert« bei Jurisch et al. (2009) zum Teil daran, dass das empathische Zuhören im Therapiesetting nicht tatsächlich dem Traumakriterium der *Konfrontation*[4] gleichkomme (ebd.). Hier würde ich zum einen entgegenhalten, dass die Schilderung von Gewalt und das Miterleben wieder aktivierter Traumafolgen in der Berufspraxis sogar ganz ohne Konfrontationstherapie einen sehr konfrontativen Charakter aufweisen können; zum anderen sind es oft die nicht-versprachlichten, nicht-erzählten oder nicht-erzählbaren Inhalte und die Dynamik des Schweigens, welche (beispielweise transgenerational) zu starker Belastung führen.

Dass die Formulierung einer sekundären Traumatisierung in der Psychotherapie verzichtbar sei, müsste ich auch aus mancher (Trauma-)Literatur ableiten. Im Band zu *Risiken und Nebenwirkungen von Psychotherapie* (Linden & Strauß, 2018) findet sich ein einziger Eintrag von Schneider (2018) zu »Nebenwirkungen beim Psychotherapeuten«, in dem von der Sekundärtraumatisierung nur äußerst knapp die Rede ist. Noch weniger thematisiert ist das Thema in dem sonst sehr umfassenden Werk *Traumazentrierte Psychotherapie* (Sachsse, 2022): Obwohl ausgesprochen viele Aspekte der Beziehungs- und Therapiearbeit vorgestellt werden, findet die sekundäre Traumatisierung keine Erwähnung, auch nicht in einer äquivalenten Begrifflichkeit. Die Themen im Buch reichen von Fragen der Therapieplanung und Beziehungsgestaltung über Wirksamkeiten, Wirkungen und Nebeneffekten bis hin zu Zugängen verschiedener Therapieschulen; sogar zur Selbstfürsorge für Patient:innen (!) gibt es Abschnitte, doch ich finde keine Silbe über sekundäre Belastung oder Traumatisierung (oder

4 Bei Jursisch et al. (2009) noch bezogen auf das DSM-IV, wobei beim DSM-5 (Falkai & Wittchen, 2018) Kriterium A bei Trauma verändert wurde.

verwandte Begriffe) der Therapeut:innen. Einzig in seinem Nachwort schreibt Sachsse über seine persönlichen Strategien der Selbstfürsorge, um »[therapeutische] Traumaexpositionen überhaupt erträglich zu machen« (ebd., S. 437–440). Diese fehlende Beschreibung von spezifischen Belastungen in der Konfrontation mit Trauma hinterlässt ein wenig Ratlosigkeit in Hinblick auf die – wie Sachsse oben schreibt – »Erträglichkeit« des Geschilderten für in Beratung und Therapie Tätige – oder, wie ich meinen würde, deren Erschütterbarkeit in Anbetracht von Biografien und Trauma(-informationen).

Scheinen die »Fürsprecher:innen« der Formulierung einer sekundären Traumatisierung damit beschäftigt Belege in Form von klinisch-psychiatrischen Daten zu sammeln, ohne die Qualität der Belastung, die vielfältige Bezeichnungen erhalten könnte, genauer in den Blick zu nehmen, scheint bei anderen der Gedanke an eine berufsbedingte Traumatisierung vernachlässigbar zu sein.

Ist die sekundäre Traumatisierung nicht vielmehr eine primäre?

Eigene traumatische Erfahrungen und biografische Belastungen werden in vielen Studien als ein beachtlicher Risikofaktor zur Entwicklung einer sekundären Traumatisierung genannt (Jurisch et al., 2009; Daniels, 2008; Schulten, 2020). Handelt es sich nun um eine Reaktivierung eigener früherer Reaktionsweisen, um eine Form der Retraumatisierung, um eine höhere Vulnerabilität oder Sensibilität gegenüber entsprechenden Folgen? All dies wären zu stellende Fragen. Im Wesentlichen ist vielleicht gar nicht immer so eindeutig zu trennen, ob die berufliche Konfrontation einem Heraufbeschwören einer alten oder einer primären, aber neuen Traumatisierung gleichkommt. Oder, sollte es per se ein »traumatisierendes Berufsfeld« geben, das unabhängig von einem individualisierten Geschehen traumatisiert? Man denke an Soldat:innen im Kriegsgeschehen.

Einsatzwesen oder Psychotherapie: Wer arbeitet empathisch mit Trauma?

Die Fragebögen zur Erhebung von posttraumatischer Belastungsstörung sind »geduldig« genug, um an Einsatzkräfte von Feuerwehr oder Polizei ebenso ausgegeben zu werden wie an Mitarbeiter:innen im Hospiz in der Arbeit mit Sterbenden oder an Traumatherapeut:innen. Häufig wird in empirischen Untersuchungen nicht differenziert, wer genau in seinem bzw. ihrem Praxisfeld mit welchem Traumatypus zu tun hat. Mir wäre auch nicht ganz klar, wer explizit als Traumatherapeut:in zu bezeichnen ist. Lups et al. (2012) beispielsweise erheben bei 145 »psychotraumatologisch interessierten« Psychotherapeut:innen Belastungsparameter, doch was bedeutet es »interessiert« zu sein? Diese Studie kommt dann auch zu dem Schluss, dass die Annahme, die Arbeit mit Patient:innen mit posttraumatischer Belastungsstörung begünstige die sekundäre Traumatisierung, nicht gerechtfertigt ist. Jedenfalls aber haben wir es bei der sekundären Traumatisierung mit einer großen Gleichmacherin zu tun, die weder der Heterogenität der Arbeitspraxen noch dem Erleben gerecht wird. In all dem ist aber die Rolle der Empathie noch eine undefinierte. Viele Autor:innen schließen sich der Meinung an, dass es die große Neigung zu Empathie ist, die zur sekundären Traumatisierung beiträgt (vgl. Daniels, 2008), was ja geradezu als Einladung gelten muss, sich dieser »Kompetenz« als individuelle Risikoausstattung irgendwie zu entledigen. Die Rolle der Empathie ist noch nicht geklärt und diese Diskussion wird auch in diesem Buch noch aufzugreifen sein.

Führt Ohnmacht zur traumabedingten psychischen Erkrankung oder zum Behandlungserfolg?

Wenn Trauma, was noch zu klären sein wird, zu Hilflosigkeit und Ohnmacht bei den Betroffenen führt (Fischer & Riedesser, 2009), stellt sich für mich auch die Frage, nach der therapeutischen Ohnmacht bzw. der Bereitschaft sich in Anbetracht verheerenden Leids selbst hilflos und ohnmächtig zu fühlen. Darin verborgen liegt die Frage nach der Äquidistanz, die wir dem Leiden an Trauma als Anthropinon entgegenbringen wollen oder können. Wie sehr dürfte ich mich über Grausamkeiten und Kriege in der Welt »wundern«, um trotzdem noch als psychisch gesund zu gelten? Therapeutische Ohnmacht kann, wenn man sich darin nicht verliert, zu einer Lehrmeisterin für Behandlungsführung werden. Wird in der Traumaarbeit die eigene Ohnmacht anerkannt, wird oftmals dem Leidenden gleichzeitig Kraft zuerkannt (Becker, 2006). Nicht selten ist das Anerkennen und Ertragen dieser Ohnmacht ein Drehpunkt in der Behandlung, bedeutet jedenfalls eine Haltung, die sich nicht über das Gegenüber stellt, sondern dieses im Erlittenen würdigt. Dies setzt allerdings auch ein Offenhalten von (noch nicht zu Verstehendem) voraus. Bei Bion wäre dies formuliert als ein »Nicht-Wissen«, das schützen kann, nämlich vor dem Verlangen nach Heilungs- oder anderen Ansprüchen (Bion, 2006 [1970]). Nicht zuletzt sei überlegt und hier nur kurz ergänzt, dass die Diskussion um *sekundäres* posttraumatisches Wachstum mitberücksichtigt werden sollte.

Wenn ich in all dieser Kritik gerne etwas retten möchte, ist es immer noch die Tatsache, dass die Arbeit mit dem Trauma der anderen auch für Helfende entsprechende Aporien erzeugt. Denn damit kann ich in weiterer Folge Überlegungen dazu anstellen, was (primäres) Trauma bedeutet, welche Arbeit zu leisten ist und wie die Aporien sich gestalten. In jedem Fall aber sollen keine Allaussagen über primäre oder sekundäre Traumatisierung getroffen werden, sind diese Begriffe nicht nur jeweils inflationär gebraucht, sondern laufen auch Gefahr zu Nullaussagen zu werden. Dies führt mich im Folgenden zu verschiedenen Verständnissen von Trauma bzw. zur Beschreibung traumatischer Verhältnisse, zu Arbeits- sowie Beziehungsgrundhaltungen und weiter zur Beschreibung möglicher Untergänge in der traumatischen »Qualität«.

7 Verständis(se) von Trauma: Wirkung und Dynamik

Die bisherigen Überlegungen zur sekundären Traumatisierung führen im Folgenden zur *primären*, davon ausgehend, dass eine sekundäre nicht *verstanden* werden kann, ohne die primäre mitzudenken. Die Wucht und die *psychodynamische* Wirkung der Traumaerfahrung werden mit der Formulierung eines Krankheitsbildes noch nicht ausreichend abgebildet. Hierbei geht es vielmehr um erlebten Verlust, um erschütterte Selbst-, Welt- und Beziehungsannahmen, um erfahrene Brüche und Fragmentierungen als um Stress. Es sind insbesondere Leistungen und Funktionen des Gedächtnisses, der Repräsentation, der Symbolisierung und der Mentalisierung, also jener vor allem auch intersubjektiv verhandelten Beziehungsparameter, welche sich in der (therapeutischen) Beziehungsarbeit künftig niederschlagen werden. Es stellen sich *nach* Trauma außerordentlich viele Fragen nach dem Unwiederbringlichen und nicht wieder Herstellbaren in Anbetracht der erlebten Katastrophen. Es wird im Folgenden zurückgegriffen auf die Frage, was bei Trauma geschieht, wobei vor allem komplexere Formen der Traumatisierung wie Typ-II-Traumatisierung, die soziale und sequenzielle Traumatisierung in den Blick genommen werden.

7.1 Was ist ein Trauma? Grundsätzliche Überlegungen zu einem vielschichtigen Begriff

»Trauma ist ein weit zu fassender Begriff, der von individuellen Pathologien infolge schwerer Belastung bis zu Phänomenen reicht, die in gesellschaftlich-kulturellen und politischen Diskursen verhandelt werden und für soziale Identitätsbildungen oft eine wichtige Rolle spielen« (Hamburger et al., 2023, S. 11). Trauma ist somit keine einzugrenzende »Kategorie« und kann kaum von nur *einer* Disziplin als fachliches Terrain beansprucht werden. Somit ist der klinisch-medizinische Traumadiskurs auch nur einer unter anderen (vgl. Brunner, 2014). Becker (2006) betont, dass in der Fachwelt keine Einigkeit darüber besteht, was Trauma ist, wo es stattfindet und wie die Folgen behandelt werden sollen. Es gibt eine Vielzahl von Ansätzen verschiedener Traditionen, die nur in wenigen Punkten übereinstimmen und sich in grundlegenden Fragestellungen sogar widersprechen (ebd., S. 177). Mit dieser Relativierung vorweg sei sich dem Trauma angenähert.

Streeck-Fischer bezeichnet als psychisches Trauma ein Ereignis,

> »das sowohl die psychischen als auch die biologischen Bewältigungsmechanismen einer Person überfordert und das nicht durch die Unterstützung einer anderen Person, die die Unfähigkeit dieses Menschen bzw. Organismus ausgleichen könnte, kompensiert werden kann. […][Und] ist damit kein objektives Ereignis, dessen Wirkungen für alle Menschen gleich wären, sondern eine Erfahrung, die aufgrund der persönlichen Interpretation des Opfers, seines Entwicklungsstandes, seiner konstitutionellen Voraussetzungen und seines sozialen Umfelds überwältigend ist« (Streeck-Fischer, 2022, S. 163).

In dieser Definition verschränken sich viele Ebenen, wie die psychische und die biologische, aber auch der Einfluss des Sozialen bis hin zu einem interpretatorischen Spielraum, der einem Opfer zugestanden wird. Es wird deutlich, dass zusätzlich zu den objektiven Größen, welche – im Vergleich nun – zu der Definition des DSM-5 (Falkai & Wittchen, 2018) zählen – nämlich drohender Tod bzw. von ernsthafter körperlicher Versehrtheit sowie sexueller Gewalt zu hören, zu sehen oder sie selbst zu erfahren oder mitzuerleben –, auch subjektive Aspekte zu gelten hätten.

Mit den Arbeiten von Fischer und Riedesser (2009) wird weniger eine soziale als vielmehr eine handlungstheoretische Rahmung – auch wenn diese mit Individuums-Umwelt-Bezug hergestellt ist – vorgenommen. Bei Fischer und Riedesser gilt Trauma als ein

> »vitales Diskrepanzerlebnis zwischen bedrohlichen Situationsfaktoren und den individuellen Bewältigungsmöglichkeiten, das mit Gefühlen von Hilflosigkeit und schutzloser Preisgabe einhergeht und so eine dauerhafte Erschütterung von Selbst- und Weltverständnis bewirkt« (2009, S. 84).

Die inhärente Paradoxie des Traumas bedeutet, dass in existenziell bedrohlichen Handlungssituationen kein angemessenes Handeln möglich ist. Mit dem aus dem Tierreich entlehnten Modell des Situationskreises wird die Entkoppelung von Wahrnehmung und Handlung in der peritraumatischen Phase hervorgehoben. Es sind – vergleichbar mit den sensomotorischen Schemata in Anlehnung an Piaget – vor allem die sonst aufeinander abgestimmten Wahrnehmungs- und Handlungskreisläufe, die die traumatische Informationsüberflutung durchbricht. Die unterbrochene und mitunter blockierte Handlung, aber auch die blockierte Wahrnehmung finden wir in den bekannten Abwehrversuchen des *flight*, *fight* und *freeze*, aber auch in der Dissoziation bzw. den Ausprägungen der Depersonalisation und Derealisation. Der gemeinsame »Kern« von Traumatisierung – bei Fischer und Riedesser (2009) – liegt also in einer Situation, die aufgrund ihrer existenziellen Bedrohlichkeit durch individuelle Handlungsmöglichkeiten nicht mehr überschritten werden kann. Dies führt zur schutzlosen Preisgabe, zur Erfahrung der totalen Wirkungslosigkeit, zu Ohnmacht und zu massivem Kontrollverlust. Angst und Hilflosigkeit werden erlebt. Hierin liegt mit Fischer und Riedesser (ebd., S. 89) der pathogenetische Moment der Traumatisierung.

Die traumatische Erfahrung führt zu einem nachhaltigen konzeptuellen Zusammenbruch sozial-kognitiver, aber auch emotionaler Strukturen. In der stattfindenden (Über-)Generalisierung dieser Erfahrung werden Sinn- und Handlungsbezüge, Bedeutungsstrukturen und kommunikative Realitätsprinzipien, kurz auch das Vertrauen in sich selbst, in die Welt und die Beziehung zwischen den beiden nachhaltig erschüttert (Janoff-Bulman, 2002; Andreatta, 2012a). Dies führt zur völligen Desillusionierung des Individuums und zu einem Über- oder Weiterleben mit (psychisch) völlig veränderten Grundvoraussetzungen. Die Wucht der traumatischen Erfahrung setzt sich intrapsychisch fort und was sich ebenso fortsetzt, ist der Bewältigungsversuch, den das Individuum fortlaufend unternimmt als eine Wiederaufnahme (und Zu-Ende-Führung) des traumatischen Handlungsabbruchs – sei dies im Sinne des Zigarnik-Effektes, der zur Vollendung der Handlung drängt, oder im Sinne der späteren lebensgeschichtlichen Trauma-Wiederholung. Mit Varvin ließe sich hier ergänzen, dass die Erfahrungen sich als Sinnesäußerungen und körperliche Wahrnehmungen fortsetzen. Diese entziehen sich den Vorgängen der Repräsentation und Verarbeitung und das organisierende Prinzip der Symbolisierung kann nur wenig eingreifen (Varvin, 2000, S. 906). Die individuelle Bedeutung der

Traumathematik beschreiben Fischer und Riedesser als lebensgeschichtliche, aktualgenetische sowie kompensatorische Prozesse und bezeichnen diese als *zentrales traumatisches Situationsthema*, als Kristallisationspunkt, in dem sich vergangene und gegenwärtige traumatische Erfahrungen verbinden und bisweilen unheilvoll potenzieren (Fischer & Riedesser, 2009, S. 74). Vergleichbar wäre diese sich fortsetzende Bedeutung mit der *trauma-specific meaning* von Lindy (1993).

Traumafolgen als (Trauma-)*Stress* abzubilden ist nur *eine* mögliche Variante. Herman (2010) hat nur wenig später zur ersten Formulierung der Traumadiagnosen (im damaligen DSM-III, 1984) die sozialen Komponenten von Trauma betont, indem sie beschreibt, wie traumatische Ereignisse das soziale Netz, das für gewöhnlich ein Gefühl von Kontrolle, Zugehörigkeit, genauer auch Zugehörigkeit zu einem Beziehungssystem und Sinnqualitäten vermittelt, ausschalten. Es sind aber nicht nur die Folgen von Trauma im Sozialen zu finden, sondern auch die Ursachen. Die Formulierungen von *sozialem Trauma* (Hamburger et al., 2022) und *sequenziellem Trauma* (Becker, 2006; Keilson, 2005 [1979]) beziehen soziale wie gesellschaftspolitische Ursachen und vor allem auch Folgen von Traumatisierungen konsequent mit ein. Der Raum zwischen Individuen und Gruppen wird mitgedacht (Hamburger, 2022a).

Der Begriff des sozialen Traumas ist damit weiter gefasst, zeigt sich aber auch jeweils in Bezug auf die Art des Traumas spezifischer (ebd.). Jedenfalls gilt für beide Formulierungen – sozial wie sequenziell –, dass die Psychopathologie nicht vordergründig in den Blick genommen wird, die psychodynamische Wirkung von Trauma aber sehr wohl. Denn Hamburger (2022b) beschreibt das soziale Trauma auch als Dynamik der *Erinnerung*, in welcher die erlebten Bedrohungen und Gefahren keinen Ausgleich im Gegenwärtigen mehr erfahren können. Soziale Theorien des Traumas beziehen sich auch auf das Erleben von Gewalt, bei dem nicht nur – wie wir bereits wissen – die Illusion von Sicherheit und Geborgenheit verloren geht, sondern auch die auf Gleichberechtigung basierenden Gesellschaftsverträge untergraben werden (ebd., S. 4; hier auch mit Bezug auf Prager, 2011).

In Beschreibungen der *sequenziellen Traumatisierung* (Keilson, 2005 [1979]; Becker, 2006) werden sowohl gesellschaftspolitische Zusammenhänge in den Blick genommen als auch die Vielschichtigkeit von Trauma, nämlich die jeweiligen Sequenzen und damit auch einzelne Trauma*gestalten*, die nicht nur akkumulativ, sondern auch jede für sich »wirken«. Häufig lassen sich für Kontexte wie Krieg oder Flucht mehrere aufeinander bezogene Sequenzen beschreiben (Becker, 2006): (1) Vor Beginn des traumatischen Prozesses gibt es bereits Kennzeichen von traumatischen Vorbedingungen, Entwicklung von Spannung und Armut führen zunehmend zu Beklemmung und Angst. Dann findet (2) der Beginn der Verfolgung statt. Der Konflikt eskaliert zunehmend und bei Kindern mit entsprechendem kognitivem Entwicklungsstand können sogenannte Orientierungstraumata (Fischer & Riedesser, 2009, S. 72) entstehen. In einer weiteren Sequenz (3) stehen akute Verfolgung und direkter Terror im Vordergrund. Hier findet die existenzielle traumatische Erfahrung infolge des Erlebens oder Bezeugens von Verhaftung, Folter und Mord statt. Der Moment des traumatischen Zusammenbruches ist dabei schwer festzulegen. In dieser Sequenz erfolgen häufig Binnenflucht und Vertreibung und es kommt (4) oft zur *Chronifizierung*. So gibt es Wartephasen zwischen akuter Verfolgung, in denen der Terror seine volle psychologische Wirkung entfaltet (Becker, 2006). Es können sich (5) Zeiten des Übergangs und erste Zukunftseinschätzungen bzw. weitere Umbrüche einstellen. In dieser Zeit entstehen vor allem auch persönliche Krisen durch Entscheidungsphasen. Ungewissheiten und Unsicherheiten haben eigene traumatische Wirkung. Aber auch die Sequenz (6) am Ende eines Krieges bedeutet zwar keine akute Bedrohung mehr, aber insofern noch kein Ende des traumatischen Prozesses, da Waffenstillstand noch nicht mit Frieden und Sicherheit gleichzusetzen ist (ebd.).

Soziopolitische Situationen und Kontexte beeinflussen stark mit, ob Ereignisse traumatischer Natur sind. Dies sei am Beispiel der Frage, ob der »Tod traumatisierend« ist, erläutert, wie sie sich in meinen Einsätzen in Kriegs- und Konfliktgebieten gestellt hat (Andreatta, 2018a). Ich gehe davon aus, dass *der Tod* per se nicht traumatisierend ist, wenn auch sehr schmerzhaft und traurig für Hinterbliebene. Im Kontext von Krieg zeigt sich aber eine ganze Reihe von Besonderheiten: Im Kontrast zu Friedenszeiten ist der Tod gewaltsam herbeigeführt und diese Gewalt wird oftmals tagtäglich bezeugt. Hier zählen die gezielte Tötung Einzelner ebenso dazu wie die Anzahl der vielen Verletzten oder Getöteten insgesamt. Es ist bedeutend, ob die Ursache des Todes der »Natur«, dem Zufall (»Kollateralschäden«), der Willkür oder der Zielgerichtetheit anderer zuzuschreiben ist. Tod im Kriegskontext ist nicht nur brutal, sondern auch völlig desillusionierend in Hinblick auf einen Restbestand an »Glauben an die Menschheit«. Mit der Desillusionierung geht das anhaltende Gefühl eigener Verletzlichkeit und Verwundbarkeit einher. Ab hier ist dann ein adaptiver, natürlicher Trauerprozess oft nicht möglich, denn Trauer- und Verarbeitungsprozesse setzen ein Gefühl der Sicherheit voraus. Der Alltag in Kriegen ist – auch in den scheinbar ruhigeren Phasen – weiter geprägt von Angst, Bedrohung und zunehmender Vertreibung und Verfolgung bis hin zur (Binnen-)Flucht und all dies steht der Trauer im Weg und durchbricht Bewältigungsversuche gewaltsam. Das Gestalten positiver Erinnerungen und gemeinsamer Rituale findet keinen Rahmen. Das Betrauern muss auf einen anderen Abschnitt in der Biografie aufgeschoben werden.

Durch meine Beobachtungen in kriegerischen Kontexten in verschiedenen Einsatzländern ist mir aufgefallen, wie Menschen sich verändern und zum Teil »verrohen«. Es dauert oft nur wenige Monate, bis sich infolge der Bedrohung massive Angst, aber auch Aggression innerhalb der Familien entwickelt. Die Zunahme der Gewaltbereitschaft, insbesondere häuslicher und sexueller Gewalt, ist eine häufige innerfamiliäre Folge. Verminderung von Ressourcen, Coping und Resilienz gehen damit einher. Vernachlässigung und Mangel(-versorgung) sind Folgen von Konflikt und Krieg. Was mir in Kriegskontexten als besonders tragisch auffiel, ist die Verminderung der Bindungsbereitschaft insbesondere der Mütter. Ein Beispiel[5]:

> Während meines Einsatzes mit Ärzte ohne Grenzen in Syrien wird ein einjähriges Kind mit einer lebensbedrohlichen Schussverletzung in eine sehr behelfsmäßig ausgestattete Krankenstation im Raum Aleppo eingeliefert. Eine »verirrte« Kugel traf den kleinen Siad in den Unterbauch, als sein Vater ihn auf dem Arm hielt. Während das chirurgische Team versucht das Leben des Kindes zu retten, liegt mein Hauptaugenmerk unmittelbar und in den nächsten Wochen auf der Unterstützung der Eltern. Die Mutter ist emotional völlig überwältigt: Über Stunden ruft, weint, schreit sie und erschöpft dann, entkräftet und ermattet buchstäblich in diesem Kampf um ihr Kind. In diesem katastrophalen Erleben und der Angst zweifle ich natürlich auch an allem, aber nicht an ihrer starken Mutterliebe. Doch letztlich stelle ich fest, dass die Mutter die Beziehung zu ihrem Kind nicht in der von mir erwarteten »leidenschaftlich-liebevollen« Art wieder aufgreift. Nicht nach fünf endlosen Stunden nach der Notoperation, nicht Tage und nicht Wochen danach. Sie bleibt distanziert, fast apa-

5 Dieses Fallbeispiel habe ich in einem früheren Beitrag bereits verwendet (Andreatta, 2018a).

thisch. Auch der kleine Siad gedeiht im Anschluss nicht gut. Letztlich erscheint mir diese Mutter in der Beziehung zu ihrem Kind vor dem Hintergrund seiner schweren Kriegsverletzung völlig resigniert.

Ich kann diese und ähnliche Beobachtungen in Kriegskontexten bislang nur so interpretieren, dass (1) die Bereitschaft, auf Bindung zum eigenen Kind zu verzichten, im Dienste des Schutzes vor drohender Trennung durch gewaltsame äußere Einflüsse steht; und (2) dass im Sinne des Konzepts von Masud Khan (1963) durch Traumatisierung der Mutter die mütterliche Fürsorgefunktion »beschädigt« wird. Dies führt dann infolge zur Entwicklung des *kumulativen Traumas* (der Kinder), da das Sicherheitsgefühl, das Kind beschützen zu können, zutiefst erschüttert oder zerstört ist (Grubrich-Simitis, 1984, S. 224).

Betrachtet man die Situationen einer Flucht unter dem Blickwinkel der sequenziellen Traumatisierung, lassen sich hier – mit Becker (2006; 2009) – zumindest drei Sequenzen herausarbeiten. Die Flucht selbst birgt durch Mangel an Alternativen – Stichwort: Trauma bedeutet Handlungsunfähigkeit – traumatisches Potenzial. In einer ersten Sequenz treten (1) Belastungsfaktoren vor und während der Flucht auf: In der Zeit vor der Flucht erleben Individuen widersprüchliche Emotionen von Verzweiflung und Hoffnung, Alternativlosigkeit sowie dem Aufgeben und Akzeptieren von Flucht als einzigem Ausweg und den Wunsch, sich zu retten (Becker, 2006, S. 193). Anschließend ergeben sich (2) Belastungsfaktoren im Aufnahmeland: Hierzu zählen Ungewissheit über die Gegenwart und Zukunft, Akkulturationsstress und Stigmatisierung. Hinzu kommen sich entwickelnde Affekte wie Trauer- und Traumareaktionen wie zum Beispiel Flashbacks oder Albträume, Entfremdungsgefühle, misslingende Verständigungsversuche, Schuldgefühle andere zurückgelassen und sich gerettet zu haben. Die letzte Sequenz liegt (3) in der *Chronifizierung der Vorläufigkeit*, lange Asylverfahren und (drohende) Abschiebepraxen sprechen für sich.

Die Formulierung der sequenziellen Traumatisierung wird aber mittlerweile auch zur Beschreibung der Situation von Menschen mit Behinderung und ihrer vielfältigen Belastungen wie Diskriminierung, Stigmatisierung sowie oftmals umfassende Handlungseinschränkung – und damit Traumatisierung – sehr schlüssig verwendet (Kessler, 2016).

Nicht zuletzt sei das *kumulative Trauma* in der ursprünglichen Formulierung von Masud Khan (1963; 1997), welches die Übertragung von Trauma mitdenkt, aufgegriffen. Häufig wird der Begriff in der aktuellen

Traumaliteratur deskriptiv verwendet, um eine Anhäufung (Akkumulation) psychischer Belastungen – vor allem in Kontext Geflüchteter, aber auch im Kontext der sekundären Traumatisierung (Stichwort: kumulativer Stress) – zu beschreiben, die in Summe eine Art Schwellenwert überschreiten – und damit bis zu einer posttraumatischen Belastungsstörung führen (vgl. etwa Tagay et al., 2013; Karam et al., 2014; Muenzenmaier et al., 2014; Wilker et al., 2015). Allerdings sieht die ursprünglich vom Psychoanalytiker Khan (1963) formulierte Theorie die Ätiopathogenese des kumulativen Traumas anders angesiedelt, und zwar in der Mutter-Kind-Interaktion. Genauer: in einer beschädigten Fürsorgefunktion der primären Bezugsperson, die ihre Funktion als Reizschutz (»protective shield«) für das Kind – beispielsweise infolge einer Extremtraumatisierung – nicht wahrnehmen kann (vgl. ausführlicher bei Andreatta & Crepaldi, 2021). Das Konzept Khans verdeutlicht die schleichende, stille und unsichtbare Entstehung eines Traumas als Folge der Verlängerung subtraumatisch belastender *vorsprachlicher* Ereignisse in das Intrapsychische des Kindes. Das kumulative Trauma bezieht sich konkreter auf die Häufung subtiler Unstimmigkeiten in der Mutter-Kind-Interaktion. Grubrich-Simitis (1979) spricht in diesem Zusammenhang von »unauffälligen Einfühlungsversäumnissen«, die sich vor allem in vorsprachlichen, affektiven Austauschprozessen zwischen Fürsorgeperson und Kind abspielen und zu einer Störung frühester Strukturbildungsprozesse wie zum Beispiel der Selbst-Objekt-Differenzierung führen. Die Instabilität der Fürsorgefunktion führt zu einem Mangel an Schutz vor sinnlichen oder affektiven Reizüberflutungen beim Kind. Die Ursache der ungenügend abgestimmten Fürsorge liegt im *intrusiven* Geschehen, dem die Fürsorgeperson ausgesetzt ist (Khan, 1963, S. 295), also deren eigener Belastung bzw. Traumatisierung, und wäre damit zunächst grundlegend psychotraumatologisch formuliert. Diese Dynamik erhält für das Kind erst nachträglich traumatische Qualität, und zwar dadurch, dass entsprechende Erfahrungen »sich häufen« (Khan, 1997, S. 56): Durch zahlreiche sich ansammelnde, den Reizschutz durchbrechende Ereignisse konstituiert sich der traumatische Charakter retrospektiv (vgl. Andreatta & Crepaldi, 2021). Schützend wirkt, dies formuliert Khan bereits 1963, eine hohe kindliche *Resilienz* (»a great inherent resilience«, Khan, 1963, S. 300). Das kumulative Trauma wird oftmals erst viel später im Leben – beispielsweise als Reaktion auf akuten Stress oder krisenhafte Erfahrungen – zum Vorschein kommen.

Das kumulative Trauma (Kahn, 1963) wird in der aktuellen Traumaliteratur eher von den Beschreibungen des *Entwicklungstraumas* (van der Kolk, 2009) und des *Bindungstraumas* (vgl. Brisch, 2013) abgelöst.

Ein primäres Bindungstrauma wäre demnach herbeigeführt, wenn primäre Bezugspersonen zugleich jene Menschen sind, »die dem Kind die Traumatisierung zufügen«, auf Basis dessen, dass sie selbst Missbrauch und Misshandlung erlebt haben; so können sie dem Kind in der Zeit der ersten Bindungserfahrungen nicht ersparen, »von Gefühlen existenzieller Bedrohung und vernichtender Missachtung überwältigt« zu werden (Rauwald, 2013, S. 26). Brisch betont, dass durch schwerwiegende emotionale Deprivation sowie Misshandlungs- und Missbrauchserfahrungen Bindungsstörungen entstehen (Brisch, 2013, S. 38), insbesondere wenn Bindungsbedürfnisse des Kindes in einem extremen Ausmaß nicht adäquat, unzureichend oder widersprüchlich beantwortet werden (ebd., S. 40). Dies hat schwerwiegende Folgen für die Bildung psychischer Repräsentanzen und was infolge hervortritt, sind Fragmentierungs- bzw. Zerstörungsprozesse (ebd.).

Aus Befunden der Neurobiologie, aber auch vor dem Hintergrund der Bindungsforschung sowie anderer einschlägiger Forschungsergebnisse formulieret van der Kolk (2009) ein Entwicklungstrauma[6]. Beeinträchtigt werden infolge der frühen Traumatisierung die Fähigkeit, sensorische, emotionale und kognitive Informationen als Ganzes zu integrieren. Fragmentierung, Schwächen in der Fähigkeit zu mentalisieren und symbolisieren setzen sich intrapsychisch wie interpersonell (und damit auch in der Beziehungsarbeit mit Trauma) fort.

7.2 Brüche und Fragmentierung: Struktur- und Symbolverlust

Da Trauma oftmals nicht einfach nach einem Ereignis und dem nachklingenden Traumastress »endet«, sondern vielfach weiter wirkt und damit

6 Bzw. formuliert die Arbeitsgruppe um van der Kolk eine Entwicklungstrauma-Störung (Developmental Trauma Disorder, DTD) des Kindes – die allerdings nicht in das aktuell geltende DSM-5 aufgenommen wurde – und nennt als Diagnosekriterium A die »chronische Exposition gegenüber einer oder verschiedenen entwicklungshemmenden zwischenmenschlichen Traumatisierungen wie Verlassenwerden, Vertrauensbruch, körperliche Übergriffe, sexuelle Übergriffe, Bedrohungen körperlicher Unversehrtheit, Zwangspraktiken, emotionale Misshandlung, Zeuge von Gewalt und Tod« (van der Kolk, 2009, S. 581).

keine teifgreifendere Erholung[7] eintreten kann, setzen sich die komplexen Erfahrungen intra- und interpsychisch fort – und somit auch (beziehungs-) dynamisch. In den Arbeitsfeldern um die Versorgung der Typ-I-Traumatisierung werden diese Traumawirkungen mitunter weniger ins Gewicht fallen, demgegenüber sind aber viele Berufspraxen in Beratung, Psychotherapie und Pflege, aber auch ehrenamtliche Helfer:innen mit der sich aus Trauma weiterentwickelnden Dynamik konfrontiert. Den Dynamiken von Brüchen, Fragmentierung, Zerstörung der Symbolisierungs- sowie Mentalisierungsprozesse gilt das Folgende.

Trauma bedeutet Verlust. Über den Verlust eigener Integrität schreibt Herman (2010) in ihrem Grundlagenwerk *Narben der Gewalt*. Trauma kann aber auch tiefgreifend die integrative Funktion unseres Verstandes beeinträchtigen und dies hat weitreichende Konsequenzen für die Fähigkeit, traumatische Erfahrungen zu integrieren, Verluste zu betrauern und das eigene Leben zu organisieren. Die innere Wirklichkeit wird geprägt von quälenden Erinnerungen und überwältigenden Affekten und das Trauma bleibt wirksam (Varvin, 2000). Verlust der Sicherheit und des Vertrauens in die Welt sind nachhaltig. Améry schreibt in seinem Buch *Jenseits von Schuld und Sühne* von den anhaltenden Folgen massiver Traumatisierung, die sich im Verlust des Vertrauens in die Welt zeigen:

> »Wer der Folter erlag, kann nicht mehr heimisch werden in der Welt. Die Schmach der Vernichtung lässt sich nicht austilgen. Das zum Teil schon mit dem ersten Schlag, in vollem Umfang aber schließlich in der Tortur eingestürzte Weltvertrauen wird nicht wiedergewonnen. [...] Darüber blickt keiner hinaus in eine Welt, in der das Prinzip Hoffnung herrscht« (Améry, 2018, S. 81).

Mit Weimer (2002) sind außerdem die Erfahrungen innerer Erstarrung und Leere sowie die Annahme, bald sterben zu müssen, zu ergänzen. Diese Form der Devitalisierung bzw. der *Entlebendigung*, wie er es nennt, sieht er als Kompromissbildung, die sich gegen den Schock der Vernichtung und die Überflutung durch Affekte im frühen traumatischen Erleben rich-

7 Fischer und Riedesser (2009) formulieren in ihrem Verlaufsmodell der psychischen Traumatisierung Varianten des Ausgangs der Reaktionsbilder im postexpositorischen Zeitraum. Wird keine Erholung im Sinne der *completion tendency* erlangt, wirkt Trauma im sogenannten traumatischen Prozess dynamisch weiter.

tet. Becker schreibt vom *intrapsychisch erlittenen Tod*, der sich fortsetzt in seiner Betonung der »extremen Entmächtigung und der nie mehr zu korrigierenden Erfahrung des hilflosen Alleinseins gegenüber [...] existentieller Bedrohung, denn die Erfahrung des Todes ist keineswegs mehr aus der eigenen Struktur zu entfernen, sondern vielmehr weiter wirksam« (Becker, 2009, S. 66).

Intrapsychische Verluste, Brüche oder Tode können wir als Zusammenbruch psychischer *Strukturen* verstehen. Veränderungen der psychischen Strukturen werden je nach theoretischer Vorliebe verschieden, aber in ihren Grundzügen ähnlich beschrieben.

Das *Modell der Mentalisierung* liefert ein integratives Brückenkonzept. Die Theorie integriert psychoanalytische Modelle, die Bindungs- und empirische Säuglingsforschung, Aspekte der kognitiven Psychologie sowie der Neurobiologie (vgl. Crepaldi, 2018a). Mentalisieren kann aufgefasst werden als die Fähigkeit uns selbst und andere zu verstehen, indem wir uns intentionale Zustände vergegenwärtigen. Voraussetzung ist dabei das Gewahrsein eigener und fremder innerer Zustände (Fonagy & Campbell, 2017, S. 288). Die Aktivität des Mentalisierens bedeutet eine konsequente Verschränkung von Kognition und Emotion – in unserem Sinne wäre hier Empathie mitzudenken – und ist immer sowohl selbstreflexiv wie interpersonell zu verstehen. Mentalisieren als Prozess, wie wir aus einer »rohen« Erfahrung zu einer (innerpsychischen) mentalen Repräsentation der Welt – oder enger gedacht: der anderen – gelangen, kann durch Traumatisierung beeinträchtigt werden. Varvin (2000) geht davon aus, dass das Er- und Überleben einer Situation, in der ein Problemlösungsverhalten unmöglich ist, mentale Strategien in Mitleidenschaft zieht. Er beschreibt die verschiedenen posttraumatischen Symptome als Prozess der Mentalisierung auf niedrigerem Niveau, der im Versuch, Bildern von Erfahrungen unnennbaren Schreckens zu entgehen, als Schutzmechanismen dient (ebd., S. 909). Weiter formuliert er, dass bei der Mentalisierung massiver Traumatisierung das Übersetzen von körperlichen Wahrnehmungen in mentale Kategorien, das Organisieren von Erfahrung in Hinblick auf die gegenwärtige Wirklichkeit sowie das Organisieren von Erfahrung in Zeit – was Vergangenheit ist, was Gegenwart, und wie man über die Zukunft nachdenken kann –, eine zentrale Rolle spielen (ebd., S. 909f.).

Strukturelle Veränderungen des Psychischen durch Trauma – und zwar anhand der Prozesse der Symbolisierung – werden auch von Barwinski (2020) beschrieben. Sie hebt in ihren symboltheoretischen Überlegungen hervor, dass infolge eines Traumas ein Integrationsprozess auf unterschiedlichen Symbolisierungsstufen durchlaufen wird, der weitgehend den Entwicklungsstufen der Bildung von Repräsentanzen entspricht. In Anlehnung an Deserno verwendet Barwinski den Begriff der Repräsentation (die intrapsychische Abbildung äußerer Wirklichkeit) als übergreifendes Konzept unterschiedlicher Symbolbildungen, wobei *symbolisieren* die psychische Aktivität meint, die zum Symbol führt und über zu erreichende Symbolisierungsstufen bzw. Symbolisierungsniveaus gestaltet wird. Verknüpft damit sind unterschiedliche Arten von Erinnerung beginnend mit der Organisation der Sinnesqualitäten über die Konstruktion von Eindrücken und Erfahrungseinheiten bis hin zum Erwerb symbolisierender Funktionen und einem begrifflich-symbolischen Denken, wobei Erinnerung an Handlung und Symbolisierung durch Sprache die Flexibilität des Denkens erhöhen (Barwinski, 2021, S. 20). Tatsächlich sind viele Prozesse der Symbolisierung nonverbal und als Bilder, Klänge, Gerüche sowie als prozedurales Gedächtnis repräsentiert (Varvin, 2000, S. 915). Blockaden des Erzählens werden insofern auch als Blockaden des Symbolisierens gefasst (Hamburger, 2022a). Wenn Symbolisierung gestört oder – im Sinne Bions, auf den noch zurückgekommen wird – angegriffen ist, können Traumatisierungen zu einem *Konkretismus* führen und das Verständnis für Mehrdeutiges, Metaphorisches sowie die affektive Resonanz verloren gehen; denn werden Erfahrungen nicht gedacht, geträumt oder verdaut, bleiben sie zu konkret (Crepaldi, 2018a, S. 45). Symbolisierung im psychodynamischen Kontext meint jedoch nicht nur einen Reifungsprozess, sondern auch sinnstiftende Tätigkeit (Frank-Rieser, 2008) und posttraumatische Zustände können in diesem Sinne auch als Lösungsversuche und Überlebensstrategien verstanden werden (Varvin, 2000).[8]

Neben den Prozessen und Fähigkeiten der Mentalisierung und der Sym-

8 Zu denken wäre hier gegebenenfalls auch an Jacques Lacan, wenn wir seine Beschreibung der Halluzination – als Einbruch des Realen in die symbolische Ordnung (Vanheule, 2012, S. 99) – auf das Erleben einer Intrusion übertragen. Die Vorgänge der Halluzination gelten bei ihm insofern als »real«, als sie ein »plötzliches Auftauchen einer totalen Fremdheit« ist, da sie sich aus heiterem Himmel außerhalb des mentalen Lebens aufdrängt (ebd.). Dieses »Reale« ist das eigentlich Traumatische, das sich einer Symbolisierung stets entzieht. Diese Formulierung passt ebenso zum traumatisch-intrusiven Geschehen, auch hier werden bzw. sind bedeutungsgebende Strukturen »durchschlagen« und dem vorerst Sinnlosen muss dann infolge ein Sinn verliehen werden, um dem (in unserem Kontext traumatischen) Realen damit seine Unerträglichkeit zu nehmen.

bolisierung, die durch Trauma stark in Mitleidenschaft gezogen werden können, möchte ich noch die Fähigkeit des *Containings* erläutern. Als Containing bezeichnet werden kann ein »zwischen zwei dynamisch aufeinander bezogenen Psychen« (und somit in einem therapeutischen Prozess nutzbar zu machenden) Vorgang des »sich zirkulär organisierenden und stets reorganisierenden interpersonellen Feldes zwischen Patient und Therapeut, in dem beide Seiten immer wieder durch die jeweils andere definiert werden (Bidirektionalität) und ihren Beitrag [...] zur mutuellen Hervorbringung therapeutischer Narrative leisten« (Crepaldi, 2018b, S. 27). In dieser Dialektik der Begegnung wird auch immer ein Prozess der Transformation stattfinden und damit sind Beiträge zur Symbolisierung und zur Produktion von Bedeutung gewährleistet (ebd.). Voraussetzend für die – wie es Crepaldi nennt – kreative Paarung im Interpsychischen ist die »Reife der Repräsentanz von container-contained [des Containing-Prozesses an sich] als innere Objektbeziehungsstruktur in den jeweils beteiligten Individuen« (ebd., S. 28).

Es ist davon auszugehen, dass frühe Traumatisierung zu einer unausgereiften und letztlich destruktiven Variante des Containings führt. Denn grundlegend ist die Frage, ob emotionale Erfahrungen repräsentiert sind und dadurch auf entwicklungsförderliche Weise modifiziert oder »mißrepräsentiert« und damit verleugnet, gemieden, dissoziiert oder ausgestoßen werden (Crepaldi, 2018b, S. 28). Es gilt bei Bion, im Gegensatz zu konkurrierenden Modellen[9] wie zum Beispiel Empathie, *Holding* (Winnicott, 1991) oder Mentalisierung, dass die *destruktive* Qualität intra- und interpersoneller Prozesse mitgedacht ist.

Festgehalten sei abschließend, dass psychische Struktur, innere Repräsentation, Narration und Gedächtnissysteme infolge einer Traumatisierung stark in Mitleidenschaft gezogen werden können, dass uns zwar die entsprechenden Zusammenhänge noch nicht in allen Details klar sind (vgl. Scheidt et al., 2015), nichtsdestotrotz aber, dass in der Konfrontation mit und Bearbeitung von Trauma Helfende in unterschiedlichsten Tätigkeiten diese Traumawirkungen erleben oder erfassen oder noch deutlicher und umgangssprachlich formuliert »diese Wirkungen abbekommen« werden.

9 Hierzu erläuternd zu finden bei Crepaldi (2018b, S. 28): »Empathisches Einfühlen kann mangelhaft erfolgen oder scheitern, es gibt davon jedoch keine originäre Negativform. Winnicotts Holding existiert nur als gelungenes Holding. Aggressives Mentalisieren wäre schlicht kein richtiges Mentalisieren mehr.«

7.3 Vertiefender Exkurs: »Angriff auf Verbindungen«[10] – über Bion und Sprache

Auf zwei Ebenen möchte ich diesen Exkurs gestalten, die Perspektive ist jeweils die auf Traumatisierung durch kriegerische Auseinandersetzungen. Die beiden Ebenen sind zum einen ein Blick auf die Arbeiten von Bion, und zwar aus dem einfachen Grund, dass er *unglaublich viel* von Krieg und Trauma versteht und wie kaum ein anderer die Dynamik von Trauma theoretisch verankert hat, und zum anderen wird es ein Blick auf den Verlust von *Verbindung* und das »Verrücktwerden am Leid« sein, geschildert an einem Fallbeispiel[11] aus einem Flüchtlingslager im Norden Sri Lankas, in dem ich gearbeitet habe.

> Ratnam ist 49 Jahre alt. Sie irrt im Lager umher, verloren wie eine *mad woman*, sie schläft wenig, isst kaum. Ihr Blick ist wirr, ihre Ohrläppchen sind zerfetzt. Sie wird mir von einer tamilischen Frau im Flüchtlingslager »zur Behandlung« gebracht. Wir befinden uns gemeinsam in einer Baracke des Lagers. Es gelingt nach einiger Zeit gemeinsam in einem Raum zu sein und nach anfänglichem Zusammenhanglosem, Gestammeltem – ich bitte meine Übersetzer immer möglichst wortgetreu und wenig interpretativ zu übersetzen –, entfaltet sich allmählich die Geschichte. Sie hat in den letzten Massakern des Krieges, während eines Granateneinschlages im Freien in ihrem Dorf den Tod von drei ihrer acht Kinder miterlebt, ein viertes wurde verschleppt, sie hat es seither (einige Monate später) nicht

10 Der Titel wird in Anspielung auf den Beitrag »Angriffe auf Verbindungen« (Bion, 2002) verwendet.

11 Dieses Fallbeispiel stammt aus dem Flüchtlingslager Manik Farm etwas östlich der Stadt Vavuniya in Sri Lanka, das von der Armee errichtet wurde und in dem bis zu 300.000 tamilische Flüchtlinge untergebracht sind. Es zählte 2009 zu den größten Flüchtlingslagern der Welt. Die Flüchtlinge stammen aus dem letzten von den Liberation Tigers of Tamil Eelam, kurz den LTTE, gehaltenen Gebiet und waren den ständigen Kampfhandlungen und Beschuss durch das Militär ausgesetzt. Die Bilder dieses Lagers gingen im Jahr 2009, unmittelbar nach Ende Bürgerkrieges, der 26 Jahre angedauert hatte, um die Welt, da es hinter Stacheldrahtzaun Männer, Frauen, Kinder, ältere Menschen und Verletzte unter Verschluss hielt und mit einem Konzentrationslager verglichen wurde. Ich habe diese Fallvignette bereits in einem anderen Beitrag (Andreatta, 2012b) verwendet und hier erweitert.

> mehr gesehen. Das jüngste der drei getöteten Kinder saß auf ihrem Schoß, als der Granatsplitter den Kopf des Kindes tödlich getroffen hat. In der unmittelbaren Reaktion hat sie sich selbst die Ohrringe ausgerissen. Dann erzählt sie über den Verlust der Erinnerung. Sie berichtet, dass sie die lebenden Kinder misshandle und schlage, erst genauere Recherchen zeigen mir, dass dem nicht so ist; sie ist ihnen in Wirklichkeit als Mutter überwiegend erhalten geblieben, aber nicht mehr in ihrer Vorstellung.

In so einer Situation – um auch meine Form der »sekundären Traumaantwort« anzusprechen – erinnere ich mich wiederholt an Zitate aus der fachlichen Literatur, diesmal ist es das von Eissler: »Den Tod wievieler seiner Kinder muss ein Mensch symptomfrei ertragen können um eine normale Konstitution zu haben« (Eissler, 1984, S. 159), welches seinen kritischen Beitrag zur Konstitutionsdiskussion polemisch betitelt. Ratnam scheint wie verrückt geworden am Verlust.

Ich höre in Ratnams Schweigen, bin mit ihr in dem sprachlos-verrückten Raum, blicke sie an während ihr Blick herumirrt, bis es uns irgendwann gelingt den »Blick und den Raum zu halten«. Es gibt keine intervenierende Technik – wieder meine Gedanken –, es sei denn, dass das *Raum und Schweigen teilen* eine ist.

> Ein paar Tage später treffe ich sie wieder, bis ich sie eines Tages nach den lebenden und den toten Kindern frage: vorerst nur nach den Namen. Als sie versucht mir die Namen der Kinder zu nennen, erschrickt sie zutiefst. Sie kennt die Namen ihrer Kinder nicht mehr und ist darüber so entsetzt, dass sie wie »aufwacht« und sich fasst. Dann sucht sie sie, im Gedächtnis, die Kinder und ihre Namen und ihre Vorlieben und ihre kleinen Frechheiten. Sie berichtet von den Lebenden und weint um die Toten. So treffen wir uns weiter, bis sie erzählt, dass die toten Kinder ihr im Traum begegnen: Die Seelen sind nicht frei, denn das Ritual, das unmittelbar nach dem Tod hätte erfolgen sollen, fand nie statt.

Traumapsychologie muss sich hier meines Erachtens an die Anweisungen der Hindupriesterschaft zur »Befreiung von Kinderseelen« halten und sich nicht selbst einen Auftrag zu irgendeiner speziellen wesentlichen Trauma-Kur erteilen, wäre dies zu tun auch zutiefst kolonialisierend. Keine bezeugende oder »traumaarbeitende« Person kann sich diesen Wirkungen entziehen. Die Gegenwärtigkeit der Erfahrung ist überwältigend. Mit Fischer und Riedesser (2009) formuliere ich weiter, dass die Entfaltung des pathogenetischen Momentes der Traumatisierung, der Kontrollverlust, die schutzlose Preisgabe und das Ausgeliefertsein ihre Wirkung in der Narration der Betroffenen entfalten.

Van der Merwe und Gobodo-Madikizela (2007) betonen den Moment des Bruches *(rupture)* oder Risses *(disruption)* durch Trauma, der sich bei Opfern auch in veränderter Sprache und Sprechen als (ab)gebrochene Sprache *(rupturing speech)*, als Veränderung im Sprachrhythmus wie beispielsweise als »sprachloser Raum« zwischen Worten bis hin zu Sprachlosigkeit zeigt. Folgt man der Fachliteratur über Trauma, finden sich nicht nur Beschreibungen darüber, was bei Traumatisierung geschieht, sondern vor allem auch ein metaphorischer Sprachgebrauch, der auf die verdichtete Wucht und Wirkung von Trauma in vielen seiner Dimensionen hinweist. Das Schreiben vieler Autor:innen – auch die Sprache in fachlichen Beiträgen – gestaltet sich häufig metaphorisch und ruft innere Bilder hervor. Das Evozieren entsprechender Bilder erfolgt dabei über Metaphern, über Vergleiche, über Allegorien oder über das Hinweisen auf Mythen. Metapher, Symbol und Allegorie haben einen gemeinsamen Ursprung, nämlich das doppelte Sprechen: Über das eine wird gesprochen, gemeint ist das andere (Buchholz, 2008, S. 554). Semantische Bedeutungsfelder in der Fachliteratur zeugen von Erschütterungen, Brüchen und Fragmentierungen.[12] So formulieren beispielsweise Fischer und Riedesser: »Die traumatische Erfahrung durchschlägt die bedeutungsgebenden Strukturen […] und hinterlässt das traumatisierte Subjekt in einem ›semiotischen Krisen- oder Mangelzustand‹, der erst allmählich durch Integration und Bedeutungserteilung […] überwunden werden kann« (Fischer & Riedesser, 2009, S. 394). Hamburger schreibt von *fragmentierten Narrativen und traumatischen Blockaden des Erzählens* (Hamburger, 2022a, S. 68) und Somasundaram (2010) – in einer Arbeit über den jahrzehntelangen Krieg in Sri Lanka – über »gebrochene« Kulturen *(broken cultures)*, in denen das soziale Gewebe *(social fabric)* zerrissen ist, nahe der völligen Zerstörung des gesamten Kulturgewebes *(fabric of culture)*.

Die zweite Ebene dieses Exkurses führt zum Werk von Wilfred R. Bion

12 Janoff-Bulman (2002), Varvin (2000), Fischer & Riedesser (2009), van der Merwe & Gobodo-Madizikela (2007), Weimer (2002), Andreatta (2018b).

und zu der Aussage, die Nitzgen über Bion trifft: »Der Krieg dringt in seine [Bions] Sprache ein« (Nitzgen, 2000, S. 179). Bion legt eine erstaunliche Verbindung von Erfahrung, erfahrungsgesättigter Theoriebildung (Crepaldi, 2018a) und Theorie-Sprache vor. Es gibt wohl keinen »psychoanalytischen Kriegsberichterstatter« wie ihn. Angeloch (2017) betont, dass Bion sein Leben lang versuchte eine narrative Form für die traumatischen Erfahrungen zu finden, die er während seiner Zeit als Panzerkommandant im Ersten Weltkrieg gemacht hatte. In Bions *War Memoirs 1917–1919* (2018) finden sich Dokumente und Fragmente der mitunter qualvollen Bemühung den erlebten traumatischen Schrecken zu fassen. Angeloch bezeichnet seine tiefen Wunden als unauslöschlich in die traumatisierte Psyche eingeschrieben, ohne Einfluss der Zeit (Angeloch, 2017, S. 609). Bion schreibt unumwunden, dass er in Amien starb, am Schachtfeld, als er seinen auf grausame Weise verletzten und sterbenden Kameraden in seinen Armen hielt. Dies war am 8. August 1918 (vgl. Angeloch, 2017) und den Rest seines Lebens wird er damit verbringen den Preis für all die Granaten und Kugeln, aber auch den Geisteszustand, der ihm als Panzer(ung) diente, zu bezahlen (ebd., S. 604f.). Wenn die Granaten ausbleiben, dann treffen die Angstprojektile als »psychischer Beschuss« ein. Zweifelsohne lässt Bion einen Teil seiner Lebendigkeit in Amien zurück und sein Geist *(mind)* findet keine Erholung mehr (Bion, 2018). Kriegsrückkehrer leben weiter als »leblose Hüllen«. Es erinnert an die Formulierung des intrapsychisch erlittenen Todes (Becker, 2009, S. 66). Angeloch betont, dass die Gefühllosigkeit aber letztlich ein sehr komplexes Amalgam aus Angst, Grauen, Scham und einer erdrückenden Schuld als wirksame Bestandteile darstellt und stellt die Verbindung zur Formulierung der posttraumatischen Belastungsstörung her mit ihren Charakteristika des unveränderten Wiedererlebens, der Depersonalisierung sowie Derealisierung, Hypermnesie, als eine überscharfe und mit starkem Affekt geladene Erinnerung und dem dissoziativen Fehlen konkreter Erinnerungen an den größeren Kontext (Angeloch, 2017, S. 605f.). Wir müssten für unseren Kontext zweifellos von sekundärer Traumatisierung ausgehen.

Bions psychoanalytisches Werk und seine Metaphorik sind gekennzeichnet von einer martialischen Sprache von Kampf, Gewalt und Krieg und er schreibt über *destruktive Angriffe* auf das Denken und die Kommunikation. Insgesamt tritt in der Roh- und Konkretheit der Sprache Bions das traumatische Reale in all seinen (Sprach-)Bildern so stark in den Vordergrund, dass zu prüfen wäre, inwieweit es sich hier noch um metaphorische Transformationsleistungen handelt oder inwieweit sich eine regressive Entdifferenzierung des Symbolischen und Realen ins Werk setzt (Crepaldi, 2018b, S. 24). Dies trifft auch auf die Beschreibung des Geschehens in psychoanalytischen Settings zu (vgl. Crepaldi, 2018a). So gerät die therapeutische Beziehung in Anlehnung an Bions Metaphorik mitunter auch als »interpsychische Realität in einen Kriegszustand« (Crepaldi, 2018b, S. 20). Abgespaltene bzw. niederstrukturierte Anteile der Psyche – in unserem Sinne möchte ich sagen »durch Trauma zersetzte« Anteile – unternehmen im Sinne Bions destruktive Angriffe auf Möglichkeiten von Integration, Bezogenheit, Trauern, Bedeutung oder Verstanden-Werden. Diese Anteile sind in ihrer Wirkungsweise als zerstörerische »Projektile« bzw. als »Munition« beschrieben (ebd., S. 18; vgl. Bion, 2002). Damit ist eine weitere Grundlage zur sekundären Traumatisierung geschaffen, was noch zu vertiefen sein wird.

7.4 »Eingraviert« in Körper

Ausgehend vom sich entwickelnden und sich verfeinernden Verständnis der Neurobiologie und der neurokognitiven Prozesse der Traumatisierung soll der »Eingravierung des Traumas in Körper« hier – wenn auch nur in aller Kürze und exemplarisch – Raum geboten sein. Dies tue ich vor dem Hintergrund, dass Unterstützende aller Berufsgruppen in ihren Praxen wohl auch immer mit Körperreaktionen Betreffender nach Trauma konfrontiert sind und diese vielfach ungeklärt oder unerklärlich bleiben. Erregungszustände, Angst, das Gefühl der Bedrohung oder Alarmierung wären zu nennende Beispiele. Oder, um den Titel eines Beitrags von Angeloch (2017, S. 586), in dem er über Bion schreibt, zu zitieren: Gerade auch Helfende sind mit der anhaltenden »subtalamic fear« der Betroffenen konfrontiert.

Die zentralsten biologischen Korrelate als Basis der Neurobiologie von Trauma und seinen Folgen lassen sich auf drei Achsen beschreiben:

- *neuronale Achse:* Zu subsumieren wären hier vor allem das autonome Nervensystem und die sympathischen wie parasympathischen Anteile in Zusammenhang mit dem neuromuskulären System.
- *neuroendokrine Achse:* Durch Stimulation des Sympathikus erfolgt die Ausschüttung von Adrenalin und Noradrenalin mit der Schaffung der vielfach zitierten Reaktionsweisen von *fight*, *flight* und *freeze*.

- *endokrine Achse:* Diese Achse umfasst das Hypothalamus-Hypophyse-Nebennieren-System mit den jeweiligen Auswirkungen auf das Immunsystem.

Mit Koso-Drljević und Husremović (2022) – die die diesbezüglichen Befunde aus der Literatur zusammengetragen haben – darf ich im Folgenden kurzfassen: Die Aktivierung des endokrinen Systems führt zur Ausschüttung von Glukokortikoiden und es werden Energiereserven für die Stressantwort mobilisiert. Diese Stressreaktionen beeinflussen Systeme zur Aufrechterhaltung der Homöostase einschließlich der limbischen Gehirnstrukturen wie Hippocampus, präfrontaler Kortex, Amygdala und Thalamus. Letzterer verbindet unter anderem Emotionales mit Gedächtnisfunktionen. Dabei ist festzuhalten, dass eine starke Ausschüttung von Glukokortikoid über mehrere Wochen noch reversibel zur Beeinträchtigung der Dendriten des Hippocampus führt, während eine Ausschüttung über Monate oder Jahre zu einem dauerhaften Verlust von Nervenzellen des Hippocampus führen kann. Dass Opfer, die an posttraumatischer Belastungsstörung leiden, auch körperliche Korrelate neuroanatomischer Veränderungen aufweisen, ist mittlerweile nachgewiesen (ebd., S. 194f.).

Gedächtnisprozesse während und nach traumatisierenden Ereignissen folgen eigenen Mustern und sind maßgeblich an den weiteren Entwicklungen beteiligt (Steil et al., 2013; von Hinckeldey & Fischer, 2002). Die Frage, wie Trauma letztlich zu Erinnerung wird, ist nicht einfach zu beantworten. Das Vermeiden von Erinnerung an viele Teilaspekte ist dabei genauso auffallend wie die Tatsache, dass die Erinnerung weniger einer »individuellen Historisierung« als einem »zeitlosen Bestehenbleiben« in Träumen und in mit Stress einhergehenden Rückblenden entspricht und darüber hinaus oft als hypermnestisch gilt. Narratives Bewältigen ist unter der Einwirkung des traumatischen Stresses nur eingeschränkt möglich. Hirnphysiologisch betrachtet liegt hier eine Blockade zwischen Sprachzentrum (Broca-Areal), dem frontalen Kortex mit seinen exekutiven Aufgaben und seiner Beteiligung am Arbeitsgedächtnis sowie der Gedächtnisspeicherung (Hippocampus) vor. Was bleiben sind Fragmente und assoziative Strukturen mit unerwünschtem Eigenleben (Trigger). Vereinfacht gesagt: Trauma bleibt im Körper eingeschrieben. Dazu ein Beispiel:

> Während ich mit einer Delegation durch das konfliktreiche Hinterland im Libanon an der Grenze zu Syrien reise, erzählt mir meine

> Kollegin von einer »plötzlichen Eskalation« einer Freundin während einer Fußreflexzonenmassage. Die Freundin erlebte bei der Berührung unmittelbar massive Angst, erstarrte und brach dann infolge überwältigt in Tränen aus. Allmählich stellt sich heraus, dass diese als junge Frau gefoltert wurde, unter anderem mit massiven und wiederholten Schlägen auf ihre Fußsohlen. Und nun fragt mich meine Kollegin, ob es da bei ihrer Freundin einen Zusammenhang geben könnte. Es erstaunt mich immer wieder, wie abgekapselt Trauma – hier Folter – bleiben muss. Um zu überleben, verdrängen die Betroffenen die augenscheinlichsten Verknüpfungen aus dem Bewusstsein und vermeiden Erinnerung sowie die Herstellung von Zusammenhängen.

Biologische Schutz- und Abwehrreaktionen und traumatisch bedingte Erregung bleiben häufig als Körperzustände erhalten. Psychotherapeut:innen, Physiotherapeut:innen, aber auch Pflegpersonal werden immer wieder feststellen können, dass sie mit traumatisch bedingten prozeduralen Mustern in Berührung kommen.[13]

Abgesehen von den genannten biologienahen Aspekten haben sich aber auch verhaltensorientierte, imaginative und psychodynamische Ansätze immer wieder mit Trauma und Körper beschäftigt. Barwinski (2011) mit ihren symboltheoretischen Ansätzen wurde bereits in dem Kontext genannt, dass im Integrationsprozess von Trauma unterschiedliche Symbolisierungsstufen durchlaufen werden und die Erinnerung des Körpers als ein – wenn auch noch unreifes – Symbolisierungsniveau beschrieben werden kann. Ein Beispiel hierfür wären Schmerzzustände. Die Feststellung, dass »der Körper zur Szene in einem wortlosen Drama der traumatisierenden Erfahrung wird«, findet sich bei Varvin (2000, S. 901). Varvin sieht Trauma als eine Beschädigung, die den Umwandlungsprozess von kör-

13 Vor diesem Hintergrund hat sich eine Reihe von körperorientierten Ansätzen entwickelt, die in therapeutischen sowie psychoedukativen Kontexten Anwendung finden. Zu nennen – ohne Anspruch auf Vollständigkeit – wären die Arbeiten von Bessel van der Kolk (2019) zur Bedeutung der Traumatisierung als körperliche Erfahrung, der Einfluss der Polyvagal-Theorie (Porges, 2011), welche die Rolle des autonomen Nervensystems und seine Bedeutung bei Traumatisierung beschreibt, aber auch das Somatic Experiencing (Levine, 2011) sowie der daraus weiterentwickelte sensumotorische Therapieansatz (Ogden et al., 2009) und die TRE-Methode (Tension and Trauma Releasing Exercises) (Berceli, 2005), schließlich auch Zapchen Somatics (Henderson, 2022; Ladik, 2012) mit einer Verbindung von tibetischem Buddhismus und westlichen Somatics.

perlicher Erregung in psychische Inhalte und damit die Herstellung und Organisierung psychischer Repräsentation erschwert oder verunmöglicht (ebd., S. 903). »Unbezeichnetes« zeigt sich infolge vielfach als körperliche Wahrnehmung, als Bilder oder auch als Handlungstendenzen wie Flucht oder Erstarren.

Hier darf ich eine eigene Erfahrung anknüpfen:

> In den seltenen Fällen, in denen ich bislang Erkenntnisse oder Erfahrungen aus Kontexten des Krieges zur Vorbereitung einer Publikation in Sprache zu gießen hatte, war überdeutlich, wie sehr dies körperliche Anstrengung und muskuläre Anspannung auszulösen vermag. Dies ist sicher ein Grund, warum vieles unbeschrieben und unerzählt bleibt.

7.5 Wann endet ein Trauma? – Die Rolle der Anerkennung

Nicht anerkannte und ignorierte Traumatisierung kann die Wirkung einer *Reviktimisierung* bzw. *Retraumatisierung* heraufbeschwören. Es ist erforderlich, Trauma – oder genauer den erlittenen Verlust und Schmerz sowie die Folgen – anzuerkennen, zu bezeugen und Opfer zu würdigen, insbesondere bei sozialer oder politischer Erfahrung von Gewalt, Missbrauch und Misshandlung. Sehr häufig kommt diese Aufgabe der Klarstellung in erster Linie Berater:innen, Therapeut:innen oder anderen Unterstützer:innen zu, sind sie oftmals die Ersten, die vom Erlittenen erfahren und fungieren sie häufig an Schnittstellen zwischen Individuum und Gruppen bzw. Gesellschaft.

Die Formulierung einer *post*traumatischen Belastungsstörung führt insofern in die Irre, als wir häufig nicht von einem *Posttrauma*, sondern von einer Aufrechterhaltung traumatischen Erlebens und traumatisierender Strukturen sprechen müssen, solange Menschen nicht handlungs- und entscheidungsfähig werden können oder dürfen, wie dies mitunter durch die Legislative (Bsp. Asylgesetzte) vorgegeben wird. Die Vielzahl von Symptomen, die in den Diagnoselisten beschrieben sind, stehen für die Versuche, mit einer gebrochenen inneren Realität umzugehen (Varvin, 2000, S. 910). Die schwer traumatisierte Person lebt in dieser Unsicherheit, sie weiß nicht, was los ist, und hat Zweifel, ob ihren Symptomen und Leiden irgendeine Bedeutung zugeschrieben werden kann (ebd.).

Das Wiedererleben und Weiterbearbeiten von Trauma bleibt ein Prozess und geschieht auf vielen Ebenen. Auf einer individuellen Ebene ist das emotionale Wiedererleben schmerzhaft, aber unverzichtbar für das Wissen um die eigene Geschichte. Varvin nennt es ein unaufhörliches »An-der-Türe-Klopfen« des Traumas und damit ein Dilemma mit dem Trauma zu leben und es in Schach zu halten, zu Lasten des Wohlergehens und zum Preis der Einschränkung von Affekten, der Verarmung von Beziehungen zu anderen, Somatisierung und Angst. Bei dem bestehenden Wunsch nach Hilfe herrscht gleichzeitig auch die Angst vor der Konfrontation mit einem (empathischen) Anderen, der ja letztlich nicht einzuschätzen ist (ebd., S. 910–912).

Der bevorstehende komplizierte Trauerprozess hängt aber auch von einem »Echo« der Umgebung ab und damit von der Ebene des Sozial-Gesellschaftlichen. Dazu möchte ich vorerst eine Fallskizze schildern:

> Ein Unfalllenker rast mit überhöhter Geschwindigkeit und unter Alkoholeinfluss in einem Kreisverkehr in eine Gruppe am Rande sich unterhaltender junger Menschen. Drei von ihnen sterben, zwei Personen sofort und eine Person wenige Tage später. Eine Jugendliche mit 16 Jahren überlebt schwerverletzt, der Ausgang ist vorerst unklar. Der Autolenker begeht Fahrerflucht, wird später ausfindig gemacht und befragt. Erst nach längerer Leugnung gesteht er die Unfallverursachung. Etwa drei Wochen nach dem Unfall ist die 16-jährige Überlebende allmählich – nach dem wochenlangen Verbleib in Koma und Lebensgefahr – wieder ansprechbar, aber weiterhin stationär in einem Klinikum untergebracht. Ihre Mutter besucht sie regelmäßig, wacht viele Stunden an ihrem Bett.
>
> Alle betroffenen Eltern haben sich als Gruppe mehrfach getroffen. Es war ihnen wichtig, dem Unfalllenker – vor dem Hintergrund, dass er selbst noch fast jugendlich war und sie das Unglück als tragisches Schicksal betrachten – zu vergeben. Die Mutter der 16-Jährigen verließ jedoch diese Gruppe: Sie hatte zum einen Schuldgefühle, dass ihre Tochter die einzige Überlebende war, und zum anderen fand sie in der Gruppe umgekehrt keinen Trost für die Angst und Sorge um das Überleben ihrer Tochter. Im Laufe der Wochen – so erzählt sie mir ca. einen Monat nach dem Unfall – hat sie sich vorläufig eingefügt in einen Alltag, in dem Anspannung, Angst, Sorge, Schlafstörungen und Erregungszustände zumindest zu bewältigen waren und

sie sich weiterhin täglich lange am Bett ihrer komatösen Tochter im Klinikum aufhalten konnte.

Ihr eigener Zustand ändert sich aber schlagartig, als sie eines Tages beim Eintreffen im Krankenzimmer einen jungen Mann aus diesem eilen sieht. In der Konfrontation, wer er sei, erzählt er, dass er von einem Verein sei, Geld für die Jugendliche sammeln wolle und hierfür nachschauen, dass »es eh nicht so schlimm und sie bald wieder auf den Beinen sei«. Die Mutter ist irritiert, zum einen von diesem Besuch, aber noch viel mehr von der offensichtlichen Bagatellisierung der Situation, denn sie erkennt ihn als den Unfallverursacher. Von da an entwickelt sie – erstmals und vorerst völlig unerklärlich – das volle Zustandsbild einer traumatischen Belastungsstörung, die anhält. Nachdem im Beratungsgespräch die Zusammenhänge dieses Zusammentreffens mit der Entwicklung der Traumastörung gemeinsam erörtert werden, erholt sie sich rasch und bringt ausreichend Kraft auf, sich mit Blick auf ihre Tochter wieder weiter zu bewegen.

Ich beschreibe diese Fallskizze unter der Überschrift der Nichtanerkennung angetanen Leids, des Fehlens des Bezeugens und des zusätzlichen Herabsetzens von Würde durch Bagatellisierung, was weiter zu erdulden ist, als ausschlaggebend für die Störungsentwicklung.

Die Attribution der Verursachung der Traumatisierung und die Reaktion der sozialen Umgebung spielen eine wesentliche Rolle in der Erholung nach Trauma (Andreatta, 2015). Ob das Ereignis als »schicksalhaft« zu interpretieren – und damit gegebenenfalls teilweise unvermeidlich – oder aber der Willkür zuzuschreiben ist, wird maßgeblichen Einfluss auf Opfer haben. Diese Aspekte sind bei »evidenzbasierten Traumakuren«, die sich wenig Gedanken um die Ätiologie der Traumastörung machen, oft ausgeblendet. Die gute Nachricht für Berater:innen und Therapeut:innen aber ist, dass Traumafolgen im Nachhinein sehr wohl auf sehr vielen Ebenen beeinflussbar sind. Für die sekundäre Traumatisierung gilt, dass zum Behandlungsplan noch viel mehr soziale wie gesellschaftliche Aspekte zu bearbeiten sind und die neutrale, distanzierte Haltung weder leicht beizubehalten ist noch förderlich wäre. Dass Opfer und Traumaüberlebende verletzbar bleiben, finden wir auch in den »Narben der Gewalt« von Herman (2010), und ich darf ergänzen: dass sie damit besonders empfänglich bleiben für die entsprechende Haltung, die ihnen entgegengebracht wird. Vor diesem Hintergrund betont auch sie, dass Fragen der Schuld und Verantwortung nicht oberflächlich abzutun sind, vor allem weil verstanden werden muss, wie traumatisierte Personen selbst diese Fragen in sich verknüpfen, ist es auch nicht immer einfach für Beratende, harsche Selbstvorwürfe von Opfern in realistische Urteile zu verwandeln (ebd.).

In jedem Fall aber sei angemerkt, dass in der Traumaarbeit auf die gesellschaftliche Ebene nicht verzichtet werden darf, oder um es mit Becker zu formulieren: »Das individuelle Leid […] ist zuallererst Teil eines gesellschaftlichen Prozesses. Der Kern der Traumatisierungen ist immer ein sozialer […] und insofern auch die erlittene Traumatisierung Teil eines spezifischen gesellschaftlichen Kontextes« (Becker, 2009, S. 67). Letztlich ist der Umgang mit den Verbrechen bedeutender für die Verarbeitung und gesundheitliche Perspektive der Opfer als der Schweregrad der Traumatisierung (Becker, 2009; Stamm & Friedman, 2000).

Ich möchte nochmals mit einer eigenen Erfahrung abschließen:

> Auch als Psychologin erlebe ich in der Traumaarbeit die katastrophale Einsamkeit traumatisierter Personen in Kriegskontexten. Sei dies, da Trauma per se häufig zu Einsamkeit führt (Krimmer & Andreatta, 2021), oder sei es, dass Einsatzorganisationen wie beispielsweise Ärzte ohne Grenzen häufig Informationen unter Verschluss halten oder Nachrichtensperren vereinbaren müssen. Die Arbeitsbedingungen und das Nicht-aussprechen-Dürfen belasten die Unterstützer:innen. So erscheint es auch mir äußerst schwierig weiterhin Traumaarbeit im Kontext des Krieges auszuüben, nachdem ein Kollege während meines Einsatzes in Syrien, mit dem ich Stunden zuvor noch gesprochen habe, verschleppt, gefoltert und ermordet wird und darüber hinaus die entsprechend dafür verantwortlich zeichnende Terrororganisation weiter Angst und Schrecken erzeugt. Die Grundthemen der Isolation und empfundenen Bedrohung setzen sich fort, in Opfern, in Helfenden, in Teams.

Wahrheits- und Versöhnungskommissionen (wie am Beispiel Südafrikas) wissen viel zu berichten über die Traumatisierung auch von Helfenden in spannungsgeladenen und prekären politischen Kontexten (vgl. Gobodo-Madizikela, 2006).

Schließlich sei von einer eigenen Erfahrung in Sri Lanka berichtet, auch wenn dies nur ein Schlaglicht auf eine Situation wirft, die vermutlich in der

Zukunft liegen wird, denn ich weiß bis heute nicht, wie sie das Geschilderte weiterentwickelt hat:

> Eine international aktive und bekannte Nichtregierungsorganisation, die vor allem Kinder und Jugendliche unterstützt, ersucht bei der Regierung in Sri Lanka um die Zuweisung eines Ortes bzw. eines Stücks Landfläche, um ein Programm zur Förderung der Resilienz mit vorwiegend sportlichen Aktivitäten umzusetzen. Der NGO wird ein Dorf genannt und zur Vorbereitung ein sehr großes Freizeit- bzw. Fußballfeld planiert und befestigt, damit der »Stärkung junger Psychen durch Sport« nichts mehr im Wege steht. Nur ganz wenige der überlebenden und nun zurückkehrenden Dorfbewohner:innen glauben zu wissen und erzählen mir, dass es ganz in der Nähe, wie in vielen Orten dieser Gegend gegen Ende des Krieges, noch einige Massaker gab und dieses Stück Feld, das jetzt »mit Beton versiegelt wird«, in Wahrheit ein Massengrab beherbergt. Für mich ist dies natürlich unüberprüfbar, die gesamte Gegend ist noch nicht vollständig zu Ende entmint, aber selbst zu dem Zeitpunkt nach ca. fünf Monaten meines Aufenthalts habe ich bereits derart viel »Unmögliches bezeugt«, dass mir das nun alles andere als unglaubhaft erscheint. Auch ohne es überprüfen zu können gehe ich davon aus, dass dieses »Narrativ« eine kollektive Wirkung – für Opfer und ihre Unterstützer:innen – haben wird, solange die Wahrheit nicht ans Licht kommt. Wie kann da von einem Ende der Trauma(ein)wirkung auf Individuen ausgegangen werden?

Traumawirkungen treten oftmals erst viele Monate oder Jahre nach einem Missbrauch hervor, ob im Rahmen einer Familie, einer Institution oder im Krieg sehr lange nach einem »Waffenstillstand«, insgesamt aber erst in einer Zeit, in der sich ein Gefühl der Sicherheit entfalten kann. Im Kriegskontext bedeutet das, das die traumatisierenden Geschehnisse und die individuell erlebten Geschichten häufig erst viel später und allmählich unter starkem emotionalem Schmerz hervorbrechen. Entsprechend zeigen sich die großen Belastungen und Traumafolgen, die es dann zu bezeugen gilt (Andreatta, 2012b). Langfristig gelten historische traumatische Ereignisse als zunehmend konstruierte Referenzpunkte der Erinnerung und somit als Reprojektion von Gesellschaften, die ihrer Gruppenidentität dienen (Hamburger, 2022b, S. 5). Orte der Gewalt formieren sich weiter als Diskurse über soziale Räume, die Individuen weiter der Gewalt aussetzen, wie wir in den »Konturen einer kritischen Raumtheorie« für die Traumaforschung – und ich würde sagen: auch für die Traumaarbeit – bei Brunner (2021) lesen. Damit gilt, dass Berufs- und Arbeitspraxen um Trauma auch tatsächlich immer die Fortsetzung der Traumatisierung selbst mitbedenken müssen.

8 »Tor des Übersprungs«

(Therapie-)Beziehung und Modi der Transmission von Trauma

Versorgung-, Beratungs- und Therapieprozesse sind Prozesse des Wahrnehmens, des Bezeichnens und des Interpretierens, das heißt, sie können zweifelsohne nur zum Teil mit Handlungsplänen und Manualen gesteuert werden. Dabei gilt es in all den Arbeits- und Berufsfeldern mit und um Trauma die Angst, die das Gegenüber in allen Stadien des Überlebens erlebt, zu binden (Varvin, 2000). Dies trifft auf Bergungskräfte gleichermaßen zu wie auf Fachkräfte in Pflege, Beratung oder Psychotherapie. In irgendeiner Weise wird der Tod, der drohende Tod, die Bedrohung der körperlichen Unversehrtheit – sei dies aktuell real oder intrapsychisch bzw. dynamisch – auch im Gegenüber *wirksam* und das Handeln immer eine entsprechende Versorgungs- und Beziehungs*qualität* aufweisen müssen.

Das Folgende gilt dem Versuch das »Tor des Übersprungs«[14] des Traumas von primär zu sekundär zu finden. Dazu werden versorgendes Handeln und therapeutisches Bezogensein ausführlicher in den Blick genommen.

Während am Beginn in der Versorgung, auf psychischer Ebene betrachtet, der Versuch steht, die zum Teil noch andauernde Katastrophe zu beenden, als beendet zu markieren und damit die Erschütterung »einzugrenzen«, steht später der fortwährende Prozess der Bindung von Erregung und der Reorganisierung von körperlichen und psychischen Erfahrungen im Fokus. Die Arbeit mit dem Trauma bedeutet immer auch die gemeinsame Auseinandersetzung mit Brüchen und Fragmentierung, mit Verlust und Trauer oder der Unmöglichkeit der Trauer, mit vernachlässig-

---

14 Ich wähle diese Formulierung in Anlehnung an Figley, dessen Charakterisierung eines Chasmal-Effekts mich als Idee beeindruckt hat. Er beschreibt diesen Effekt (griech. *χάσμα*) als eine Art Übersprungseffekt, wenn die traumatische Belastung der einen die andere Person erfasst (Figley, 2002b, S. 45).

ten oder erschütterten Anteilen, wenn in Beratung und Therapie Traumatisierungen durch Stimmungsqualitäten oder Inszenierungen mitgeteilt werden.

In allen Formen der Arbeit mit Trauma wird zunächst die Existenz, das physische wie psychische Überleben, zu sichern gesucht. Dazu braucht es jemanden, der über die Wirkung von Trauma informiert (ist), der wahrnimmt und präsent ist – und handlungsfähig. Im Therapiesetting wäre dies eine Person, die den Betreffenden (an)erkennen und über ihn nachdenken sowie den Unsicherheiten, Zweifeln und Symptomen eine Bedeutung zuschreiben kann (Varvin, 2000). Während die einen Berufsgruppen und Arbeitsfelder eher mit der Sicherung des Lebens konfrontiert sind, beschäftigen die anderen sich vorwiegend mit der Begleitung bis hin zur »Historisierung« – und damit Prozessen der Verarbeitung –, sodass aus überwältigenden Erfahrungen eine persönliche Geschichte konstruieret werden kann und die Rohfassung des Geschehens in eine Narration übergeht.

Beginnend mit Prozessen der Lebensrettung und Akutintervention gilt, dass Erstversorgende, Intensivpersonal und Einsatzkräfte als *die* zentrale Arbeitshaltung ihre eigene *Handlungsfähigkeit* aufweisen. Sollten sie in Situationen gelangen – sei es durch sehr komplexe Schadenslagen, große Katastrophen, Unüberschaubarkeit oder Eigengefährdung –, in denen sie für eine Zeitspanne nicht handlungsfähig sind oder das Gefühl der Kontrolle verlieren, dann liegt darin oftmals der wesentliche Schlüssel zur sekundären Belastung im Nachgang. In vielen Versorgungsstrukturen entspricht das Beziehungsangebot einem Modus, den ich als *von der anonymen Versorgung zur persönlichen Begegnung* bezeichnen möchte. In dieser persönlichen Begegnung spielen neben der Einfühlung noch sehr viele andere Aspekte eine Rolle. Dazu zählen beispielsweise Fragen wie:

- Gibt es eine *Möglichkeit der Einflussnahme* auf die Situation? Führt die Hilfeleistung zu einer Eingrenzung der Katastrophe, zur Linderung des Leids oder kann nur stumm bezeugt werden?
- Welche *Attributionen bzw. Zuschreibungen* greifen in der Situation? So deutet beispielsweise die häufig gehörte – wenn auch paradoxe – Formulierung, dass so viele »unschuldige Kinder« zu Opfern werden, darauf hin, dass unser Weltverständnis Opfer wertet.
- Gibt es *biografische Bezüge* und die *Anrufung an Identifikation*, beispielsweise das Durchbrechen der Distanzierung, wenn man an eigene, schutzbedürftige Kinder oder an eigene Zugehörigkeiten erinnert ist?

- Bleibt eine *sinnstiftende Komponente* erhalten, wenn keinerlei Erklärung für das Ereignis unser grundlegendes Kausalitätsbedürfnis befriedigen oder unseren Wunsch nach Vorhersage erfüllen kann? Dies betrifft vor allem Ereignisse, die insbesondere der Willkür anderer und hoher Zufälligkeit unterliegen.

Dem stärker handlungsorientierten Zugang seien im Weiteren die vordergründig *beziehungs*orientierten Settings gegenübergestellt, wissend, dass sie sich nicht immer voneinander trennen lassen. Besonders im pädagogischen Umgang mit Trauma kann folgendes Zitat von Onno van der Hart als Leitgedanke gelten:

> »Ich glaube, dass der Kern jeder Traumatisierung in extremer Einsamkeit besteht, im äußersten Verlassensein. Damit ist sie häufig, bei Gewalttrauma immer, auch eine Traumatisierung der Beziehungen und der Beziehungsfähigkeit. Eine liebevolle Beziehung, die in mancher Hinsicht einfach ›sicher‹ ist, wird unerlässlich sein, um überhaupt von einem Trauma genesen zu können« (Onno van der Hart in einem Gespräch mit Michaela Huber; zit. n. Huber, 2007, S. 61).

Wenn eine liebevolle Beziehung unerlässlich ist, dann soll hier nochmals die Frage des Einfühlens aufgegriffen werden, gilt auch in vielen Traumatherapien das Primat der Beziehung vor dem der (therapeutischen) Technik.

Figley (2002b) sieht das »Tor des Übersprungs« von primär auf sekundär in der »Empathie«. Den Begriff selbst lässt er aber eher als ein Mitfühlen mit Nahestehenden – vorerst sind bei ihm Familienangehörige gemeint – vage zurück. Figleys Auffassung von Empathie erinnert er mich an den Begriff der *Resonanz eines Gefühlszustandes*, und zwar so, wie ihn der Entwicklungspsychologe Daniel Stern beschreibt. Dieser unterscheidet vier Stufen der Empathie(entwicklung). In einer ersten – hierfür verwendet Stern den Begriff der Resonanz (Stern, 2003, S. 207) – zeigt sich Empathie als Resonanz eines Gefühlszustands einer anderen Person, vergleichbar einem Klangkörper eines Musikinstruments, der in Schwingung gerät. Erst anschließend generiert sich ein empathisches Wissen über den anderen, bevor sich dann die empathische Reaktion als angepasste Variante des Einfühlens zeigt. Letzten Endes erfolgt in der reifen Form der Empathie eine vorübergehende Rollenidentifizierung. Ähnlich wie die Idee, dass sekundäre Traumatisierung durch Gefühlsansteckung entsteht, erscheint mir der Transmissionsmodus von Trauma im Sinne einer Resonanz, eines (Mit-)Schwingens noch keine ausreichende Erklärung für die Entstehung sekundärer Traumatisierung zu liefern. Diese bloße Durchlässigkeit im Resonieren als Empathie zu betrachten erschiene mir zur kurz begriffen. Fraglos können sich Stimmungsqualität, Traumastress usw. im Resonanzfeld »übertragen«, dies stellt aber noch keine sekundäre Traumatisierung dar, wie es sie hier in den Blick zu nehmen gilt.

Dies führt nochmals zu den Qualitäten von Empathie. Wellendorf liefert eine Diskussion zu den Bestimmungen des Empathiebegriffs und fügt der affektiven Resonanzfähigkeit auch die kognitive Fähigkeit des Interpretierens der Situation als konstituierend hinzu – genauer als »affektive Resonanz, die sich mit komplexen kognitiven Prozessen verbindet, sodass sich Hypothesen über die innere Erfahrung des Anderen bilden lassen, die sich weiter überprüfen lassen« (Wellendorf, 1999, S. 12f.). Die Frage des Einfühlens bzw. der Empathie führt somit aber auch zur Frage der *Vorstellbarkeit* von Trauma, insbesondere bei schwerer Traumatisierung oder massiver Gewalterfahrung. Über die Extremtraumatisierung schreibt Wiesel (1998) von einer letztendlichen *Uneinfühlbarkeit* all jener, die es nie selbst erlebt haben. Oder wie es Minkowski formuliert: Wie ist ein Einfühlen in eine »affektive Anästhesie«[15] (Minkowski, 1946) möglich? »Tore des Übersprungs« erscheinen mir mit der Empathie als Schlüssel nicht ausreichend die Modi der *Transposition(ierung) von Trauma* nachvollziehbar zu machen bzw. auch theoretisch zu erklären.

Im Kontext von Einsatzkräften wurde bereits vorweggenommen, dass ein wesentlicher Aspekt der sekundären Traumabelastung der (wenn auch kurzzeitige) Verlust der *eigenen Handlungsfähigkeit* und damit auch *Kontrolle* über die Einsatzsituation ist. Werden Handlungsfähigkeit und Kontrolle, aufgrund kontextueller oder individueller Faktoren, als eingeschränkt wahrgenommen, sind Erstversorgende plötzlich ebenso wie primäre Opfer der Situation ausgeliefert und (wenn auch oft nur kurzfristig) ohnmächtig. Damit ist oftmals das eigene Selbst-, Welt- und Berufsverständnis empfindlich getroffen und kann nachhaltig erschüttert werden.

Ein wenig anders gelagert ist die Situation in der beraterischen und therapeutischen Arbeits- und Beziehungsqualität, überwiegend neutrale und

15 Eugène Minkowski (1946) beschreibt diese Form der Betäubung der Affekte bei Rückkehrenden aus dem KZ im Beitrag »L'anesthésie affective [Affective anesthesia]«.

gleichbehandelnde Versorgung ist keine Arbeitshaltung. Die Entwicklung der psychodynamischen Therapieformen vom intrapsychischen zum intersubjektiven Paradigma und die Integration moderner Intersubjektivitätstheorien wie relationaler, bindungstheoretisch fundierter oder mentalisierungsbasierter Ansätze haben das »theoretische wie [...] behandlungstechnische Spektrum erweitert und tragen dazu bei, ein verkrustetes, mechanisches Standardverfahren, das ohne lebendige Eigenbeteiligung der Subjektivität des Analytikers auskommen will, weiter zurückzudrängen und letztlich ganz zu überwinden« (Crepaldi, 2018b, S. 21). In Hinblick auf die Grundhaltung der Traumaarbeit findet sich bei Fischer und Riedesser (2009) keine Empfehlung der Neutralität oder konsequenter Abstinenz, sondern die einer *Probeidentifikation*. Sie gehen davon aus, dass die völlige Zurückhaltung in der Beratung einer zu großen Distanzierung gleichkäme und erachten das Partei-Ergreifen für das traumatisierte Opfer vor diesem Hintergrund als wichtiger. Peichl empfiehlt eine *parteiliche Neutralität* im Behandlungssetting (Peichl, 2000, S. 374) und orientiert sich außerdem an der von Rohde-Dachser empfohlenen Vorgehensweise des (frühen) Unterbrechens von Schweigepausen, des Beantwortens von Fragen, des offeneren Mitteilens der Gegenübertragung als sonst sowie des sofortigen Richtigstellens verzerrter Wahrnehmungen. Auch Grubrich-Simitis schreibt über die Probeidentifikation als wichtige Grundhaltung und betont insbesondere, dass die Gegenübertragung (auf den Begriff wird noch zurückgekommen) zu erleben und zu reflektieren bedeutet, in vielfältiger Hinsicht Probeidentifzierungen einzugehen, die eigenen Gefühle mit den Gegenübertragungsgefühlen, seien sie noch so archaisch, bewusst in Verbindung zu bringen (Grubrich-Simitis, 1979, S. 232). Gleichzeitig gibt sie zu bedenken, dass dies bei schwerer Traumatisierung durch eigene Ängste und Einstellungen erschwert sei, wobei sie hier an die psychotische Realität der Vernichtungslager denkt. Folglich gibt es mit Grubrich-Simitis auch Unterlassungen des Versuchs der Einfühlung – als Einfühlungsverweigerung (ebd.) bzw. Vermeidung –, die allerdings zu trennen wären von der der zu akzeptierenden Uneinfühlbarkeit. Ersteres wäre die *Unterlassung der Anstrengung eine einfühlende Haltung einzunehmen*, lösen Erzählungen über Trauma doch mitunter auch Gefühle wie Schuld und Scham aus, von derartiger Unbill bislang verschont geblieben zu sein. Auch Wut auf Opfer und ihre untertäglichen Geschichten (Andreatta, 2012b) oder Verachtung gegenüber den Leidenden, die dermaßen gelitten haben und denen damit ein Defizit narzisstischer Eigenbesetzung zu unterstellen wäre (Grubrich-Simitis, 1979), können sich einstellen.

Die Erfüllung der Haltung der Probeidentifikation, aber nicht *Überidentifikation*, ist vermutlich oftmals eine Gratwanderung, bedarf jedenfalls reflektierender und supervisorischer Prozesse. Bei einer Überidentifikation sehen Wilson und Lindy (1999) die Gefahr empathischer Verstrickungen, aus denen Überengagement und dann auch Grenzüberschreitungen zu resultieren drohen. Zugrunde liegt nicht selten eine biografische Vulnerabilität Unterstützender.

Wellendorf (1999) fällt auf, dass die Formulierungen, mit denen Empathie beschrieben wird, oft denen der *projektiven Identifikation* ähneln. Die projektive Identifikation, als Modus der Transmission von Trauma, sei kurz aufgegriffen. Vereinfacht gesagt, legt bei der projektiven Identifikation das Individuum einen psychischen Zustand in das Objekt, um mit ihm über diesen psychischen Zustand kommunizieren zu können (ebd., in Anlehnung an die Arbeiten von Bion). Sie ist somit eine Möglichkeit ein als fern wahrgenommenes Gegenüber zu »erreichen« und unterstützt den Prozess den anderen zu erkennen und sich mit ihm zu identifizieren. Es gelingt die Grenzen zwischen dem Selbst und dem anderen aufrechtzuerhalten und dennoch die Selbstwahrnehmung in den anderen zu versetzen; somit kann auch dieser zumindest in der Fantasie die Erfahrungen des anderen nachvollziehen. Die pathologische Variante der projektiven Identifikation wäre eine – es sei an die Unbewusstheit der Vorgänge erinnert – gewaltsame Anwendung dieses Mechanismus. Das Individuum will einen schmerzvollen psychischen Zustand in den anderen auslagern, um sich zu erleichtern (ebd., S. 13f.). Forciertes Eindringen und kontrollierende Manipulation lösen die Grenzen zwischen Selbst und anderem auf, Realitäts- und Identitätsgefühle straucheln. Bion nennt dies einen »Angriffe auf Verbindungen« und sieht darin letztlich die Zerstörung der Empathie (Bion, 2002). Bions Angriffe auf Verbindungen »bezeichnen eine Form intra- und interpsychischer Destruktivität, die bestimmte negative Übertragungsszenarien umfassender zu erklären beansprucht, als es die vielzitierte projektive Identifizierung vermag, die nur einen Teilbereich der unbewussten Vorgänge abbildet« (Crepaldi, 2018b, S. 21f.). Hierzu sein nochmals auf das zerstörerische *Containing* – wie bereits beschrieben – hingewiesen.

Mit Blick auf die Mentalisierung können zur Klärung der Transmission von Trauma emotionale, kognitive, neurobiologische, aber auch selbstreflexive Prozesse einbezogen werden. Vor dem Hintergrund der Mentalisierungstheorie finden in der Traumarbeit Prozesse der Bindung körperlicher Erregung statt. Varvin formuliert: »Mentalisierung meint hier den Prozeß, körperliche Erregung in eine psychische Repräsentanz umzuwandeln, [...] in dem ein Zeichen, z.B. körperlicher Schmerz, umgewandelt wird und Bedeutung in einem Prozeß erhält, in dem der Andere die Quelle des logischen ›Interpretanten‹ [...] ist« (Varvin, 2000, S. 903). Der andere ist damit auch jemand, der die Welt strukturieren kann, sie mit Bedeutung oder Sinn versieht und sie (wieder) vorhersehbar macht, indem er eine symbolisierende Funktion repräsentiert, die dann verinnerlicht werden kann (ebd., S. 912). Das therapeutische Gegenüber ist in einem ganz grundsätzlichen Sinn notwendig dafür, einer Erfahrung Bedeutung zu geben. In Erweiterung des Empathiekonzepts – welches sich vor allem auf emotionale (einfühlende) Aspekte stützt – liegt bei der Aktivität des Mentalisierens der Fokus auf der konsequenten Verschränkung von Kognition und Emotion, ist auch immer selbstreflexiv wie interpersonell zu verstehen (Crepaldi, 2018a, S. 81f.).

Übertragung und *Gegenübertragung* sind zur Beschreibung des Beziehungsgeschehens (nicht nur in psychodynamisch orientierten) Beratungen und Psychotherapien ein mittlerweile bekanntes Duett. Ihr Zusammenspiel ankert in der Ansicht, dass Reaktionen – seien sie emotionaler, kognitiver oder auch körperlicher Natur – von Beratenden auf ihr Klientel als Schlüssel zum Verständnis unbewusster psychischer Vorgänge derselben den Therapieprozess hilfreich leiten. Wellendorf (1999) betont, dass es aber nochmals komplexer emotionaler und kognitiver Transformationen bedarf, damit aus Gegenübertragung empathisches Verstehen werden kann. Wilson und Lindy (1999) unterscheiden vier Modi empathischer Muster in der Gegenübertragung: (1) empathischer Rückzug, (2) empathische Verdrängung bzw. Vermeidung, (3) empathische Verstrickung und (4) empathisches Disäquilibrium. Die Gegenübertragungsreaktion des empathischen Rückzuges tritt auf, wenn in der Beratung heftige emotionale Reaktionen eines Opfers auf ein Ereignis erwartet werden, die beratende Person selbst aber einen eher defensiven oder vermeidenden Persönlichkeitsstil hat. Nicht unähnlich verhält es sich mit empathischer Vermeidung, wenn der/die Berater:in plötzlich die Gefahr wittert, dass durch die Reaktionen eines Traumaopfers eigene ungelöste Konflikte oder Traumata reaktiviert werden. Die Überidentifikation mit dem Opfer und dessen Reaktionen kann empathische Verstrickungen hervorrufen und damit eine zu große Involvierung, infolge derer Grenzüberschreitungen durch die unterstützende Person erfolgen können. Empathische Unausgewogenheit ergibt sich häufig aus Unsicherheit und Vulnerabilität der unterstützenden Person, was zu Überwältigung, Anspannung und großen Unsicherheiten führen kann. Noch wenig symbolisierte Reifungsstufen der Traumaverarbeitung zeigen sich beispielsweise in körperlich ausgeprägter Gegenübertragung bzw. Symptomen und geben mitunter Hinweise auf einen unstrukturierten affektiven Erfahrungskern der Traumageschichte (Barwinski, 2021). Auch die Arbeit von Varvin betont, dass Offenheit gegenüber den Projektionen der Patient:innen zu intensiven und oft nonverbalen primitiven körperlichen Reaktionen führt (Varvin, 2000, S. 926). Von einer Psyche-Körper-Dissoziation und entsprechender körperlicher Ausgestaltung der Gegenübertragung schreibt Lombardi (2022) und verwendet den Begriff der somatischen Gegenübertragung; allerdings finden sich an der Stelle keine Hinweise auf einen Zusammenhang zum traumatischen Hintergrund.

Ansätze, die Übertragung als Schlüssel zur Transposition von Trauma und zur Entwicklung sekundärer Traumatisierung zu verstehen, finden sich vor allem in den Arbeiten von Holderegger. Er prägte den Begriff der *»traumatisierenden Übertragung«* (Holderegger, 1993; 2012), von der später noch die Rede sein wird. Die Übertragung der Traumaerfahrung stellt sowohl Patient:innen als auch Therapeut:innen vor große Herausforderungen, das Arbeitsbündnis zu halten, vor allem auch weil Erinnerung als solche noch kaum mentalisiert projektiv wirkt und inszeniert wird (ebd.). Eine Wiederholung traumatischen Geschehens wäre bei Holderegger bereits eine Weiterentwicklung, unterläge dies nicht nur einem Zwang (im Sinne des Neurosenparadigmas), sondern wäre es bereits Mitteilung und kreative Entwicklung (Holderegger, 2012). Ob dies ertragen werden kann oder zur sekundären Traumatisierung (hier traumatisierende Übertragung) führt, sei noch offengelassen. Jedenfalls würden die Annahme einer festgefügten Identität oder Einheit des Individuums und das Übersehen der flüchtigen Qualität von Ich-Zuständen wenig vor ihr schützen (vgl. ebd.).

Dies bringt mich auf das letzte »Einfallstor« einer Traumatransposition, allerdings noch bei der therapeutischen Haltung verbleibend. Zu Letzterer gehört für Bion eine »disziplinierte Absage an Erinnerung und Wunsch« (Bion, 2006 [1970], S. 52), eine Abstandnehmen vom Wirken-, Verstehen- und Heilen-Wollen, womit ein ungewöhnlich zurückhaltender Weg ein- und vorgeschlagen ist. Ermöglicht wird diese Haltung durch ein träumerisches Einfühlungsvermögen, das psychische Prozesse des Symbolisierens und Mentalisierens, mit anderen Worten ein Containing, unterstützt. Betont werden dabei vor allem die (innerpsychischen) Prozessqualitäten des Denkens, Träumens und psychischen Verdauens, sind diese doch grundlegend für psychische Verarbeitungs- und Umbildungsprozesse, die durch Ertragen des Nicht-Verstehens und der Unsicherheit ermöglicht werden (Crepaldi, 2018a). Insbesondere gilt dies, wenn die Symbolisierung gestört oder angegriffen wurde, somit wenig Verständnis für Mehrdeutiges und Metaphorisches vorhanden und die affektive Resonanz gering ist. Werden Erfahrungen nicht gedacht, geträumt und verdaut, bleiben sie (zu) konkret und sind somit in Bion-Sprache nicht contained. Nicht zuletzt macht er darauf aufmerksam, dass auch negative bzw. parasitär-maligne Varianten der Containing-Aktivität auftreten können, bei denen Denken, Bedeutung und Kommunikation attackiert werden (Crepaldi, 2018a, S. 71) – zu diesem Schlüssel für sekundäre Traumatisierung mehr im folgenden Kapitel.

9 Aporien: Die möglichen Untergänge im Tun mit Trauma

Da in unterschiedlichen Arbeitsfeldern auch unterschiedliche Formen von Beziehung und Beziehungsgestaltung bzw. verschiedene Erfordernisse an ein Arbeitsbündnis und helfendes Handeln gedacht werden müssen, sollen auch die möglichen Untergänge in ihrer jeweiligen Dynamik aus verschiedenen Perspektiven beleuchtet und, wo es mir gelingt, in Theorie verankert werden. Dazu werden handlungstheoretische, sozialpsychologische bzw. psychodynamische Bezüge hergestellt und das, was Brüche, Destruktivität, Verlust der Symbolisierung und Konkretismus im Gegenüber anstoßen kann, in den Blick genommen. Damit löse ich die zu enge Zuordnung der sekundären Traumatisierung zu Traumatypen, insbesondere der zu Typ-I- oder Typ-II-Trauma und folge den Beziehungsdynamiken. Vielfach werden die Folgen das Erleben von Ohnmacht und Hilflosigkeit, von Schuld und Scham, aber auch Einsamkeit, das Erleben von destruktiven Angriffen und Gefühlen der Unerträglichkeit, aber auch Wut – auf Opfer, auf Täter, auf politische Systeme – sein.

9.1 Erschütterung des eigenen Handlungsverständnisses und das Schicksal anderer

Insbesondere in der Notfall- und Erstversorgung sind Handeln und Handlungsfähigkeit zentral. Richtlinien und Abläufe sind für Einsatzkräfte, Intensiv- und Notfallpersonal auch genau darauf ausgerichtet. Unterstützt wird dies durch Erfahrung, Simulationen und Übungen und hinzu kommen das eigene Rollen- und Berufsverständnis, verbunden mit der Bereitschaft zur Verantwortungsübernahme. Handlung und Handeln sind aber auch identitätsstiftend – und somit ebenso Handlungs(un)fähigkeit (vgl. Andreatta, 2015). Damit sind sie konstituierend für Selbstbild und

Bewertung des eigenen Selbst. Wer über Handlung nachdenkt, wird auch über Verantwortlichkeiten nachdenken, insbesondere wenn es Momente des Abwägens zwischen Handlungsmöglichkeiten oder Handlungsalternativen und Räume zur Entschlussfassung gibt. Hierin läge ja auch der Unterschied zum Verhalten oder Reagieren. Die Wahl zwischen Handlungsmöglichkeiten beinhaltet, dass wir uns eine Vorstellung über die Folgen der Handlung machen, also das Handlungsergebnis vorhersehen können. Zu bedenken ist, dass beabsichtigte Handlungen unbeabsichtigte Wirkungen haben können. Trifft beispielsweise eine Einsatzkraft eine Entscheidung und damit eine Wahl oder unterlässt sie dies, aus welchen Gründen auch immer, werden die Folgen für sie selbst identitätsstiftend sein. Damit ist gemeint, dass – auf Basis der Traumadynamik – die subjektive Verwechslung von Handlung und Verursachung auftritt sowie Handlung von ihren Folgen her betrachtet wird. Hierin liegt häufig eine Quelle der Entwicklung von Schuldgefühlen bei Helfenden.

Fischer und Riedesser (2009) verstehen Trauma handlungstheoretisch und sie verankern auch die peritraumatische Situation im sogenannten Handlungskreislauf: Wenn Individuen mit Situationen konfrontiert sind, die einerseits biologisch, psychisch oder sozial bedeutsam sind, andererseits aber keine einfache Lösung zulassen, gelangen wir in einen massiven Stresszustand: Peritraumatische Reaktionen setzen ein. Biologisch bedeutsame Stresssituationen versetzen den Organismus in der Regel in einen Aktivationszustand, in dem Kampf- *(fight)* und Fluchttendenzen *(flight)* einander abwechseln oder auch im Widerstreit stehen. Es gibt darüber hinaus die Tendenz zu erstarren *(freeze)*. Diese peritraumatischen Reaktionen sind ein erster Abwehr- oder Anpassungsversuch. Unter dem Druck der Informationsüberlastung entkoppeln Wahrnehmung und Handlung – dies wurde bereits erläutert – und nun können entsprechende peritraumatische Reaktionen auch als entkoppelte Wahrnehmung und entkoppelte Handlung erklärt werden. Auf der Ebene der sich verselbstständigenden Handlung können sich entsprechende Tendenzen zeigen. Es kommt zu Leerlauf- oder Pseudohandlungen, es tritt entweder eine Erstarrung und Lähmung oder ein panikartiger Bewegungsmodus auf. Auf der Ebene der sich verselbstständigenden Wahrnehmung werden Derealisation wie zum Beispiel Tunnelsicht oder Depersonalisation erlebt. Formen von kurzzeitiger Dissoziation bzw. dissoziativen Erlebens können auftreten. Veränderungen des Zeit- und Raumgefühls sind ebenso typisch wie das veränderte Selbsterleben. Genau dies erleben auch Einsatzkräfte, und zwar dann, wenn die

»Information« den Reizschutz – oder die psychodynamische Abwehr – durchschlägt. Ein Beispiel:

> Am 4. Dezember 1999 brach unter den 40.000 Besuchern eines Snowboard-Events – darunter sehr viele Jugendliche – im Innsbrucker Bergisel-Stadion Panik aus. In dem bis heute als schlimmste Tragödie in der Geschichte Tirols bekannten Ereignis drängten Menschenmassen über einen schmalen Weg zu einem Ausgang. In den tumultartigen Szenen brach ein Zaun und viele wurden unter den Davonströmenden regelrecht begraben, darunter vor allem Jugendliche und auch Schwangere. Erst Warnschüsse durch die Polizei konnten den Weg für Einsatzkräfte zur Erstversorgung der Opfer frei machen. Fünf Mädchen verloren beim Verlassen des Stadions ihr Leben. Weitere 38 Menschen wurden zum Teil schwer verletzt mit gravierenden Folgen bis heute.
>
> Während Verletzte erstversorgt und Tote geborgen werden, laufen die Prozesse zur Identifizierung der Opfer durch die Exekutive: Herumliegende Utensilien der Jugendlichen werden geprüft. Ein Beamter sammelt persönliche Gegenstände von einem Todesopfer ein und plötzlich leuchtet – es ist noch Nacht – das im Schnee liegende Handy auf: »Oma« erscheint auf dem Display. Es ist dieses Wort – diese Oma – die den Reizschutz des Beamten durchschlägt und für Jahre zum Symbol[16] seiner gesamten Erschütterung wird.

An diesem Beispiel wird deutlich, dass aus der *anonymen Versorgung eine persönliche Begegnung* werden kann. Eine Distanzierung kann nicht mehr gelingen. Erschütternde – wie in diesem Fall auch sehr traurige – Details, erlebte Ungerechtigkeit in der Welt, Moralverletzung, biografische Bezüge oder Identifikation können als »Momentaufnahmen« das ihrige zu den Prozessen der Versorgung beitragen. Handlungsfähigkeit und Kontrolle werden dann meist rasch wieder herzustellen gesucht, was unmittelbar über die Einleitung nächster Schritte, kurzzeitiges Sich-Herausnehmen aus der Situation, wenn möglich, Distanzierungsübungen oder durch Team-

16 Zu bedenken geben möchte ich hier aber auch, dass gerade durch »Oma« eine Symbolisierung der gesamten Katastrophe möglich wird, die Flut an Chaos und Zerstörung einen – wenn auch in diesem Fall zum Erschrecken bringenden – Namen bekommt und einen Prozess der Trauer in Gang gesetzt sein könnte.

kooperation gelingt. Nach Einsätzen wird dann die Distanzierung beispielsweise über die psychodynamische Abwehr wieder hergestellt, allem voran durch den legendären »schwarzen« Humor oder »Einsatzsprache« (z. B. NACA 7 als Bezeichnung für Tod).

Insgesamt lassen sich die Belastungen in diesen Berufsgruppen mit Wagner et al. (2001) bündeln in (1) tätigkeits- und aufgabenabhängige Belastungen wie beispielsweise Eigengefährdung oder Einsätze mit hohem Verletzungsrisiko – man denke auch an all die Situationen während der Coronapandemie – oder auch Einsatz- und Ablauferschwernisse wie Behinderung von Rettungsarbeiten, Einsatzumgebung (z. B. Tunnel) oder wie häufig anzutreffen eklatanter Personalmangel; (2) Konfrontation mit Leiden anderer, Sterbenden oder Tod, darunter der Tod von Kindern, eine große Anzahl von Opfern, aber auch stressreiche Stimuli wie Schreie von Verletzten, der Geruch von Toten oder das Leid der Angehörigen; (3) die rollenabhängigen Belastungen wie zum Beispiel Triagieren. Körperliche Anstrengung, Misserfolg, Hilflosigkeit und Ohnmacht sind häufig zu ertragen.

Die Erschütterung des Selbst- und Weltverständnisses von Ersthelfenden, Einsatzkräften oder Intensivpersonal sehe ich vor allem als Folge der Erschütterung des eigenen Handlungsverständnisses und des Erlebens von Ohnmacht und Hilflosigkeit vor dem Hintergrund dessen, wen oder was es zu unterstützen, versorgen oder retten gilt (Andreatta & Unterluggauer, 2010). Hohe Erwartungen an sich selbst oder seitens der Umgebung, eingeschränkte Handlungsmöglichkeiten, Teamkonflikte, Stigmatisierung durch die soziale Umgebung (z. B. deutlich in der Zeit der Coronapandemie) erzeugen zusätzliche Komponenten der Vulnerabilität, persönliche oder berufliche Sicherheiten zu verlieren. Schuldgefühle sind dabei häufig der Regulationsversuch, wieder Kontrolle herzustellen und damit Integrität, Identität und Selbstwert zu verteidigen.

Erstversorgende, Einsatzkräfte, Intensivpersonal und in speziellen Einrichtungen tätiges Pflegepersonal brauchen zusätzliche und spezifische Schutzstrategien und -mechanismen nicht nur, um mit eigener (völlig adäquater) Vulnerabilität umgehen, sondern auch um mit der Vulnerabilität anderer konfrontiert werden zu können. Ausbildung, Erfahrung und das Entwickeln von Routinen schützen. Hilfreich ist ganz konkret, sich auf *worst scenarios* und *worst cases* vorzubereiten, oder auch während eines Einsatzes eine gezielte Aufmerksamkeitslenkung *(task focus)* auf das unmittelbare Handlungsfeld. Mitunter aber ist Selbstschutz nicht möglich und traumatischer Reizschutz wird durchschlagen.

Aus einer unveröffentlichten Sammlung liste ich im Folgenden Aussagen von Einsatzkräften und sogenannten *body handlers* aus Interviews nach der Brandkatastrophe einer Standseilbahn im Jahr 2000 in Kaprun, in der über 150 Personen ums Leben kamen.

> »Die Gewissheit, wie schnell und grausam das Leben aus sein kann, auch das eigene!«

> »Ich lasse dies als Symbol für die Machtlosigkeit gegenüber dem Schicksal auf mich wirken!«

> »Der Gedanke, selbst genauso hilflos im Zug verbrannt zu sein!«

> »Mitzuerleben, wie schnell auch ein junges Leben zu Ende gehen kann!«

> »Die vielen unschuldigen Toten!«

> »Herausgerissen werden aus einem glücklichen Leben – [wie ein] Filmriss!«

> »Tatsache, dass es jeden treffen kann«

> »Das Gefühl, nicht selber bestimmen zu können!«

> »Wie schnell und brutal man aus dem Leben gerissen werden kann, egal wie alt man ist!«

> »Wie schnell und unabsehbar Menschenleben zerstört werden können!«

Diese Aussagen verweisen auf die Hinterfragung bisher gültiger Grundannahmen. Biografische Bezüge werden hergestellt, Fragen der Sinnhaftigkeit, die eigene Verwundbarkeit und die Suche nach Erklärungen verdeutlichen dies. Die nicht selten zu hörende alltagssprachliche Nennung von »unschuldigen Toten«, die einer Prüfung von schuldig versus unschuldig natürlich nicht standhalten könnte, verdeutlicht intrapsychische wie interpersonelle (gesellschaftliche) Prozesse, die an Grundannahmen rühren. Die Anpassungsleistung, die das Individuum infolge zu leisten hätte, gilt der »Überarbeitung« bislang unhinterfragter Annahmen über die Wirklichkeit sowie der Akzeptanz des Geschehenen. Dies erzeugt Stress(-reaktionen), wie sie infolge der Typ-I-Traumatisierung zu finden sind und die vermutlich sehr viele Einsatzkräfte kennen. Allem voran findet sich intrusives Wiedererleben, oftmals entsprechend über – vormals neutrale – Stimuli auf der Ebene aller Sinnesqualitäten »getriggert«. Mögliche Untergänge lägen in der völligen (körperlichen) Erschöpfung, in anhaltenden Zuständen der Leere, in der Flucht in Zynismus und die völlige Desillusionierung. Duckworth (1988) nennt fünf emotionale Problembereiche, die stark belasten können: Schuldgefühle, massive Selbstzweifel, Angst vor zukünftigen Einsätzen, ungewollte motivationale und Werteveränderungen. Psychotraumatologisch betrachtet wäre der Untergang in der übergeneralisierten wie nachhaltigen Erschütterung von Selbst-, Welt- und Berufsverständnis mit den jeweiligen Zusammenhängen zu Aspekten wie Selbstwert, Identität uns Handlungsfähigkeit zu beschreiben.

Innerhalb versorgender Strukturen finden sich darüber hinaus aber auch häufig Konfrontationen mit Anthropina, jenen menschlichen Eigentümlichkeiten, die aufs Engste mit der Menschenwürde verknüpft sind, die für unterstützende Personenkreise zur Belastung werden können: Moralverletzung, Beschämung sowie jene schicksalhafte Schuld, selbst einen besseren Ausgang einer Situation erfahren zu haben.

> In einem Flüchtlingslager im Libanon sollen Einsatzkräfte in *awareness* von dort herrschenden Lebensumständen, auch hinsichtlich sexualisierter Gewalt geschult werden, da sie insgesamt als »zu distanziert« gegenüber den Geflüchteten erscheinen. Bei der gemeinsamen Begehung des Lagers ist die große Überforderung der libanesischen Einsatzkräfte festzustellen. Noch zu Beginn des Krieges haben sie in der Nachbarschaft den syrischen Geflüchteten in großer Solidarität weit über ihre Grenzen hinaus viel Unterstützung angeboten wie durch die Herausgabe ihrer privaten Telefonnummern, individuelle Geldspenden oder das Verschenken eigener Güter, bis ihnen die Not allmählich »über den Kopf gewachsen« ist. Im Laufe der Zeit ist der Druck für sie zu groß geworden und das Schicksal anderer nicht mehr erträglich. Schuldgefühle und Scham darüber, es nur wenige Kilometer entfernt um so vieles leichter und besser zu haben, haben sich dann in Abwehr und Aggression[17] gewandelt.

17 Mich erinnert dies an den Roman von Sinha (2015) mit dem Titel *Erschlagt die Armen!*, in dem die Protagonistin – selbst dunkelhäutige Frau indischer Abstammung, in der Asyl-

Fragen der Moralverletzung *(moral guilt)* und Belastungen dadurch führten besonders im medizinischen Bereich, vor allem in der Pflege im Zusammenhang mit der Coronapandemie zu vielen Schwierigkeiten bis hin zu Traumastress (vgl. Rathgeber et al., 2022). Die Tatsache, dass das Sterben oft unter bitteren Umständen wie zum Beispiel in Isolation unter Ausschluss der Angehörigen stattzufinden hatte und Pflegepersonen angewiesen wurden Patient:innen von ihren Angehörigen zu isolieren, mussten Pflegekräfte vielfach gegen eigene Moralvorstellungen handeln. Darüber hinaus fand sich das Pflegepersonal verstärkt in der Situation, Opfer von Stigmatisierung (positiver wie negativer), Diskriminierung und Aggression zu werden.

9.2 Traumatisierende Übertragung und Destruktivität: Botschaften an das Gegenüber

In der Beratung, in der Psychotherapie, aber auch in der qualitativen Sozialforschung (z.B. in der Erhebung von Interviews mit Zeitzeugen) sind traumaspezifische Reaktionen und damit auch spezifische Übertragungen innerhalb der jeweiligen Beziehungsformen festzustellen und damit zu erwarten. Dies kann auch Zuhörende betreffen:

> In einem meiner Einsatzländer treffe ich auf eine (psychologische) Fachkollegin, die bei den öffentlichen Anhörungen der Wahrheits- und Versöhnungskommission in Südafrika für deren Ablauf und insbesondere für die Vorbereitung der Opfer darauf, vor dem Auditoroim »auszusprechen«, mitverantwortlich war. Bei den Anhörungen dieser Kommission legten im großen Plenum jeweils Opfer wie Täter in häufig die Zuhörenden erschütternden Schilderungen »Zeugnis« ab. Diese Prozesse zogen sich über Wochen und sie war damals am Ende ihres Studiums Zuhörende. Sie erzählt von all diesen Szenen und den Schilderungen, die sich in ihren fürchterlichen Details in die gesamte Gruppe der Studierenden »eingebrannt« haben.

behörde als Dolmetscherin vermittelnd – das Jammern und Lügen der Asylsuchenden in der menschengemachten Enge der Welt diese Form des Angriffs wählt. Die Autorin adressiert in diesem zornigen Roman in bilderreicher Sprache aufrüttelnde Fragen zu Identität und Zusammenleben in einer globalisierten Welt.

> Sie war, wie sie berichtet, völlig schockiert, wie viele Zuhörende heftige »Symptome« entwickelten und – aus heutiger Sicht würde man sagen – sekundär traumatisiert waren, obwohl sie alle »nur« zuhörten.

Den Begriff der *traumatisierenden Übertragung* führte Hans Holderegger (1993) ein. Es handelt sich dabei um Vorgänge, in denen es für Therapeut:innen zur *direkten affektiven Berührung* mit dem Trauma der Patient:innen kommt. Holderegger (2012) empfiehlt zum Verständnis der komplexen Dynamik der Traumaübertragung sich eher (traumatische) Ich-Zustände als flüchtige Qualität vorzustellen statt als einheitliche Identität. Der Wechsel innerhalb des Selbsterlebens, des Selbstempfindens, der Selbstbilder und von Ich-Zuständen – kurz: die Flüchtigkeit des Ichs – ist weder kontrollierbar noch vorhersehbar, sondern geschieht unvermittelt aus dem bedrohten Selbsterleben zwar vergangener, aber aktuell noch nicht integrierter Beziehungserfahrungen (ebd., S. 1111). Dies folgt dem Versuch der Erzeugung eines Beziehungsfelds, das der Mitteilung der ursprünglichen traumatischen Erfahrung dient (ebd., S. 1112). Berater:innen und Therapeut:innen sehen sich mit Missbilligung und Abwertung konfrontiert, wenn sich die von Patient:innen erlebte Bedrohung, die sich in unbewussten Szenarien, Introjekten und Affekten verankert hat, als *projektive Inszenierung* von Gefühlen wie zum Beispiel Ohnmacht, Verwirrung, Wut, Schuldgefühl und Angst manifestiert. Barwinski greift dies auf, wenn sie betont, dass all die infolge der Traumatisierung unterschiedlich zum Ausdruck gebrachten Körpersymptome, Flashbacks oder Inszenierungen in zwischenmenschlichen Beziehungen mit spezifischen Phänomenen der Gegenübertragung einhergehen, die von Mitgefühl bis zu Affektüberflutung reichen können (Barwinski, 2021, S. 18), was sich solange ereignet, bis schließlich ein Narrativ der eigenen Traumageschichte möglich wird.

Auch mit Lansen sei ergänzt, dass der emotionale Einfluss der Traumaarbeit mit extremer Traumatisierung auf die Therapeut:innen enorm sein kann und sich heftige Gegenübertragungsreaktionen sowie traumatischer Stress bilden können, insbesondere auch wenn die existenzielle Beschädigung, die beispielsweise durch Folter entsteht, unterschätzt wird (Lansen, 2002, S. 241).

Peichl (2000), der über eine langjährige Supervisionserfahrung im psychodynamischen, aber auch sozialpädagogischen Bereich verfügt, betont ebenso die Wichtigkeit der Gegenübertragung, aber vor allem auch die des

Gegenübertragungswiderstandes in der Arbeit mit Trauma. Er nimmt – über die grundsätzlich natürlich auch individuelle Beziehungsgestaltung im jeweiligen Setting hinaus – eine Konzeptualisierung der Übertragungs- und Gegenübertragungsstile vor, der ich hier – unter Beachtung der jeweiligen Ausgangsperspektive – folgen werde.

Zur ersten Ausgangsperspektive: Was wäre vonseiten des Traumas zu erwarten? Peichl (ebd.) erstellt einen Bezugsrahmen von Trauma (in Anlehnung an Freyd, 1996) im Spannungsfeld zwischen den beiden Achsen (1) Betrug und Verrat sowie (2) Angst und Terror. Die Traumadynamik bei erlebtem hohem sozialen Verrat/Betrug und eher weniger Angst/Terror wie zum Beispiel bei emotionalem Missbrauch ruft vordergründig Themen von *Schuld und Scham* hervor. Dahingegen wäre bei hohem sozialen Verrat/Betrug und hoher Angst/Terror wie zum Beispiel bei Folter oder ähnlichem Extremtrauma vordergründig mit *Erstarren, Amnesie und Angstzuständen* als Traumafolgen zu rechnen. Sind eher wenig Verrat/Betrug im Spiel, aber viel Angst/Terror wie zum Beispiel bei Naturkatastrophen, technischen Katastrophen oder Unfällen, dann ist am ehesten mit *Wiedererleben, Übererregung und Angst* zu rechnen, also mit den bereits bekannten Typ-I-Trauma-Stressreaktionen. Sollten beide Achsen in niederer Dimensionalität auftreten, wäre im Allgemeinen nicht mehr von Trauma auszugehen (ebd., S. 368).

Zur zweiten Ausgangsperspektive stellt sich die Frage, was vonseiten der traumatisierten Person zu erwarten wäre. Peichl hebt vor allem die Dynamiken der Idealisierung und Entwertung hervor sowie – insbesondere bei Personen mit einer strukturellen, aber auch traumabedingten funktionellen Ich-Störung vom Borderlinetyp – sogenannte *psychotische Übertragungsverkennungen* (Peichl, 2000, S. 374). Sexualisierte Gewalterfahrungen rufen vor allem *Erinnerungen, Flashbacks und dissoziative Muster* wie plötzliche *Depersonalisation* oder *Derealisation* in der Therapiesitzung hervor.

Bei der dritten, vonseiten der Beratenden eingenommenen Perspektive werden Gegebenheiten wie Persönlichkeit oder Vulnerabilität der Behandelnden berücksichtigt. Peichl (2000) betont, dass die Arbeit mit Trauma immer auch mit eigenen Verletzungen, aber auch mit eigenen neurotischen Reaktionsweisen konfrontiert und (Behandlungs-)Stile von Therapeut:innen immer Schnittmengen von Theorieleitung, Persönlichkeitszügen und erlerntem Dialogverhalten darstellen. Starke emotionale Reaktionen innerhalb des Beratungssettings sind beispielsweise bei sexualisierter Gewalt zu erwarten, insbesondere wenn vonseiten der Therapeut:in nur »leidlich vernarbte Traumen der Kindheit aufgerissen werden und die Gefahr eines traumatischen Beziehungsdialogs gegeben ist« (ebd., S. 366). Er bezeichnet dies nicht nur als einen vorübergehenden Gegenübertragungswiderstand, sondern sieht hier »ein stabiles Einrasten, eine Arretierung, hinsichtlich der gleichschwebenden Aufmerksamkeit« (ebd.).

Verschiedene Muster der Verstrickung bilden dann infolge mögliche Untergänge im Beratungssetting, denn sie »sickern wie Gift in den Beziehungsdialog« (ebd., S. 374). Peichl nimmt in seinem Beitrag wiederum eine detaillierte Systematisierung der Verstrickungsmodi vor. Für unseren Kontext möchte ich dabei – ohne Bezug auf die Muster der Verknüpfungen – einige Untergänge herausgreifen.

Antworten Beratende auf eine Therapiesituation eher mit *Überidentifikation*, können infolge durch entsprechende Verführung ein Verlust der Grenzsetzung und weiterfolgende Verstrickung geschehen. Erlebt wird vorerst Anziehung, dann aber auch Überwältigung. Grundlegend für den möglichen Untergang ist, dass die (therapeutische) Orientierung an der Identifizierung vor allem Wert auf eine offene, freundliche Beziehung legt, deren therapeutisches Modell dann mehr am Prinzip der haltgewährenden, korrigierenden emotionalen Neuerfahrung als an Heilung durch Einsicht orientiert ist. Empathie, Menschlichkeit und Wärme sind vor Abstinenz und Neutralität gestellt. Misstrauen und Angst vonseiten der traumatisierten Person stünden wiederum im Wechselspiel mit der Hoffnung auf Heilung. Beziehungstests werden vollführt und Wut und Hass stellen sich ein. Ob nun darauf im Therapiesetting mit Ärger, Faszination oder Rettungsversuchen reagiert wird, entspricht je verschiedenen Modi von möglichen Untergängen – sei dies als Verlust der Grenzsetzung oder als projektive Gegenübertragungsreaktion, in welcher der/die Therapeut:in die Dinge in sich zum Klingen bringt, und zwar in Form von (Alb-)Träumen oder Sprachräumen bis hin zum Gefühl traumatisiert zu sein. Er/sie fühlt sich von dem/der Patient:in angezogen, von seinem/ihrem Material fasziniert und gleichzeitig überwältigt (ebd., S. 372). Verbindet sich dies mit eigenen traumatischen Erfahrungen in der Biografie, kommen nicht zuletzt Scham oder Schuldgefühle hinzu, die nun wiederum »behalten« oder (dem/der Patient:in) zugeschrieben werden können, wobei möglicherweise das Gegenüber für die gesamte Misere verantwortlich gemacht und dafür von dem/der Beratenden verachtet wird (Peichl, 2000, S. 368f.).

Neigen Therapierende zu einem *distanzorientierten* Stil bzw. reagieren sie im Therapiesetting mit Distanz oder vermeiden Beziehung, werden oftmals noch größere Anstrengungen und hilflose Bemühungen vonseiten der traumatisierten Person unternommen. Diese zeigen sich vielmals als Attacken. Peichls Erfahrung bringt ihn zu der Feststellung: »[F]ast jeder Therapeut in einem Traumatherapiesetting [glaubt] irgendwann einmal [...], seine eigene Person sei mit den destruktiven Angriffen gemeint[,] und wird nun selbst verzweifelt, oft wütend und beginnt sich zu verteidigen« (ebd., S. 373). Als Abwehr gegen eigene Hilflosigkeit, Ohnmacht, depressive Verstimmung bleibt oft nur noch eine aggressive Form der Gegenübertagung, beispielsweise als heimliche Entwertung oder als Rache dafür, Opfer der Willkür geworden zu sein. Die empfundene Abwertung und Missbilligung kann aber auch zu einem Rückzug der Beratenden selbst aus der therapeutischen Behandlung führen, die Gegenübertragung kann sich in Desinteresse und zynischer Reaktionsweise äußern. Man möchte die traumatisierte Person loswerden und sie wird aufgegeben.

Diese Modi führen dazu, dass Beratende und Therapierende mit Gefühlen der völligen Verwirrung, Hilflosigkeit, Ärger, aber auch mit Gefühlen der Inkompetenz, ineffektiv, angegriffen und entwertet zu sein, konfrontiert sind. In all diesen Verstrickungen kann es durchaus geschehen, dass es ohne Supervision zu Neu- und Retraumatisierungen durch die Beratung oder Therapie kommt (Peichl, 2000, S. 368). Hier besteht eine Herausforderung für alle Beteiligten, die sich mit Enttäuschung, Sehnsüchten, einer Welt von Verrat und Schmerz, aber auch eigener Versöhnungsmacht konfrontiert sehen. Nicht ausgenommen davon ist der/die Supervisor:in, kommt dieser dritten Position von außerhalb manchmal nur noch die »eines verspäteten Gastes, der das Wesentlichste schon verpasst hat«, zu (ebd., S. 375).

Auch Hamburger formuliert entsprechende Reaktionen in der Gegenübertragung im Rahmen von Interviews zur Erhebung und Bearbeitung von Zeitzeugnissen. Die traumatische Blockade des Erzählens und Symbolisierens prägt auch hier das Beziehungsgeschehen, wenn Überlebende ihre Lebensgeschichte zu erzählen versuchen. Die Prozesse der Verleugnung, der Auslöschung emotionaler Resonanz und der Spaltung führen zu charakteristischen Gegenübertragungen aufseiten der Interviewenden in Form von Ko-Konfusion, Erstarrung und psychosomatischen Reaktionen (Hamburger, 2022a, S. 68). Die Fragen nach der Konfrontation mit derart viel »Unsymbolisiertem« können wir mit Barwinski (2021) aufgreifen. Um traumaspezifische Gegenübertragungen zu adressieren und zu differenzieren, wählt sie einen symboltheoretischen Zugang, mit dem sie aufzeigt, wann die Gegenübertragung zur sekundären Traumatisierung werden kann. Noch nicht geleistete Symbolisierungsprozesse – als mangelnde Verinnerlichung des Traumas und der noch wenig vorhandenen inneren Repräsentanz – wirken sich maßgeblich im zwischenmenschlichen, therapeutischen Tun aus, in dem die heftige und überwältigende Gefühlssituation für Therapeut:innen eine Selbst-Objekt-Differenzierung teilweise verunmöglicht (ebd., S. 24). Die Gefahr einer sekundären Traumatisierung ist vor allem dann gegeben, wenn sehr viele abgespaltene Anteile der Persönlichkeit einem sehr »unreifen« Symbolisierungsniveau folgen, mit anderen Worten klärende Reflexionsprozesse zum Teil kaum stattfinden können. Mit zunehmender Symbolisierung ändert sich die Gegenübertragung. Erst beim Erreichen eines Symbolisierungsniveaus, das die Auflösung von Spaltungen und den Zugang zu traumatischen Affekten ermöglicht, sind Beratende vor der sekundären Traumatisierung geschützt. Dies gelingt durch die Bewusstwerdung der Verschmelzung der Gefühlslage(n) und der damit einhergehenden Selbst-Objekt-Differenzierung (Barwinski, 2021). Behandler:innen werden dann weniger abgespaltene Gefühle über projektive und identifikatorische Prozesse erleben, sondern eher bestimmte Rollenerwartungen, bekannt als *komplementäre und konkordante Gegenübertragung*. Zwar prägen projektive und identifikatorische Prozesse nach wie vor das Beziehungsfeld, aber diese können im Wesentlichen bewusst und damit aufgelöst werden (ebd., S. 25). Betont wird bei Barwinski die Indikatorfunktion der Gegenübertragung: Sie gibt Aufschlüsse über einzelne (erreichte) Stufen der Symbolisierung und den Prozess selbst, beginnend bei Erinnerungsspuren in Form von körperlichen Gegenübertragungsreaktionen, über abgespaltene Affekte bis hin zu Kohärenz des Selbst, wobei abgewehrte Gefühle und Wünsche vom Erreichen eines (erwünschten) Konfliktniveaus zeugen. Diese Konfliktdynamik wird kaum mehr psychotraumatologisch wirksam und damit auch die Behandelnden nicht mehr sekundär traumatisieren (ebd.).

Nach der Analyse der traumaspezifischen Übertragungen und Gegenübertragungen sowie den symboltheoretischen Überlegungen sei im Folgenden mit Crepaldi (2018b) die traumatisierende Qualität des Beziehungsgeschehens in Anlehnung an Bion aufgegriffen. Crepaldi (ebd.) schreibt eindrücklich über eine Psychoanalyse mit einer Patientin, die – ganz vor dem Hintergrund schwerer Traumatisierung – Destruktivität und Hass (er)lebt und damit die (therapeutische) Beziehung vernichtet. Der theoretische Bezugsrahmen bildet in seinem Beitrag das Werk Bions. Es sei nochmals daran erinnert, dass im Traumaverständnis von Bion – zwar nicht explizit so formuliert, aber darauf hin leite ich ab – insbesondere bei Persönlichkeitsstilen mit niederer Strukturierung destruktive Angriffe auf Funktionen der Integration, Bezogenheit, Trauern oder Bedeutungsgebung unternommen werden. Befinden sich Patient:innen im Modus primitiver Abwehrprozesse – und wollen sie diese aufrechterhalten und sich damit nicht verändern –, empfinden sie Hass auf Entwicklung und bekämpfen integrierende Bemühungen entsprechend mit destruktiven Attacken (Crepaldi, 2018b).

Zur Fallvignette bei Crepaldi, die ich in wenigen Elementen gekürzt wiedergebe:

> »Rosa (30) wird psychiatrisch mit dissoziativer Störung diagnostiziert und für eine psychotherapeutische Behandlung an mich überwiesen. Die Patientin konnte zu keiner Zeit ein selbstständiges Leben führen, trotz überdurchschnittlicher Intelligenz nie eine Ausbildung abschließen, sie hat mehrere Suizidversuche unternommen und braucht intensive, multiprofessionelle psychosoziale Betreuung. Den Vornamen hat sie von ihrem Vater, einem Floristen, erhalten, der sie ab ihrem 2. bis zum 18. Lebensjahr massiv vergewaltigt, geprügelt und gequält hat. [...] In einer Szene, die als Intrusion immer wiederkehrt, versteckt sich die Fünfjährige unter ihrem Bett, als der Vater ins Zimmer tritt, um sie an den Füßen aus ihrem Versteck zu ziehen. Sie kann vor Schreck nicht schreien. Schon der Erstkontakt gestaltet sich äußerst schwierig [...]. Die anamnestischen Fakten, die präsentierte Szene und meine mitunter heftigen inneren Reaktionen (spontanes Gefühl der Bedrohung, Verwirrtheit, Benebeltheit, Fluchtimpulse, Schwierigkeiten beim Formulieren von Sätzen) lassen mich öfter an den Begriff ›Extremtraumatisierung‹ denken: Rosa ist eine zerstörte Seele. Eine therapeutische Arbeit im engeren Sinne ist anfangs unmöglich und ich beschränke mich in den ersten Sitzungen auf vorsichtige Versuche mit ihr über alltagsbezogene Themen Kontakt herzustellen [...]. Ich merke, dass ich mich vor und während diesen Stunden sehr beunruhigt fühle und dass ich Phantasien habe, dass etwas Schreckliches passieren wird. Ich ringe in jeder Minute darum, einigermaßen klar zu denken und habe Schwierigkeiten Zusammenhänge zwischen verschiedenen Äußerungen der Patientin herzustellen. Rosa spricht lange nur spärlich, meist mit aggressiv-vorwurfsvollem Unterton. In einer der ersten Sitzungen bittet sie mich um ein Blatt und einen Stift, mit dem sie etwas zeichnet, das wie eine Vagina aussieht. Sie versieht die ›Blume‹ mit Stängel

und Dornen und grinst provokant: ›Ich wollte ihnen eine Blume schenken, eine Rose, damit sie wissen, woran sie an mir sind. Rosen sind die Lieblingsblumen meines Vaters und ich war auch immer seine Lieblingsblume.‹ Die darauffolgende Phase der Behandlung erlebe ich auf der Ebene inter-psychischer Realität als Kriegszustand. Die Patientin nimmt alles Erdenkliche (meinen Gesichtsausdruck, eine Bemerkung, die Beobachtung, dass ich eine andere Patientin freundlich verabschiede, einen akustischen Eindruck etc.) zum Anlass, um einen Tirade des Hasses über mich niedergehen zu lassen. Sie schreit dabei so laut, dass sich ihr Gesicht auf unheimliche Art verzerrt und schleudert mir Kaskaden derber, meist sexuell konnotierter, Schimpfwörter entgegen; aus einigen Sitzungen stürzt sie vorzeitig hinaus und wirft die Tür mit voller Wucht hinter sich zu. In solchen Szenen bin ich oft paralysiert (›freezing‹) bis sich danach allmählich die Angst breitmacht, dass sie sich etwas antun könnte. Nach solchen ›Bombardements‹ kommt es in aller Regel zu einer ›Gefechtspause‹ und Rosa scheint zaghaft am therapeutischen Geschehen mitzuwirken. Wenn ich in diesen, einigermaßen konstruktiven Sitzungen mit meinen Interventionen etwas Bedeutsames zu erfassen scheine, kann es vorkommen, dass Rosa genau an dieser Stelle dissoziiert und vor meinen Augen bis zu einer Minute erstarrt. Auf eine gute Sitzung folgt so gut wie immer eine heftige Attacke in der nächsten. Ich nehme überproportional viel Supervision für diesen Fall in Anspruch und engagiere mich intensiv in der Vernetzung mit beteiligten Helfersystemen. Immer wieder versucht Rosa einzelne Akteure gegeneinander auszuspielen und es gelingt ihr sogar, dass ich mich in einem Gespräch mit ihrem Facharzt für meine psychotherapeutische Qualifikation zu rechtfertigen habe, die sie bei ihm erfolgreich in Zweifel gezogen hat. Ich kann mich oft nur schlecht abgrenzen und nehme die Geschichte immer wieder mit nach Hause; ich denke oft darüber nach, wie ich Rosa wieder loswerden kann. In meiner Gegenübertragung schwanke ich zwischen Hass, Racheimpulsen, Mordphantasien gegenüber ihrem Vater und tiefstem Mitgefühl für ihr Schicksal. Die Behandlung läuft etwa ein Jahr, als sie plötzlich merkwürdig euphorisch gestimmt zu Sitzungen kommt, was mich sehr irritiert. Kurz darauf erfahre ich, dass sie einen Suizidversuch unternommen hat. In derselben Nacht habe ich einen Traum, bei dem ich die Tür zu Rosas Zimmer vorsichtig einen Spalt öffne, um hineinzublicken. Sie liegt halb nackt auf einem Bett und auf Körper und Beinen befinden sich seltsame schwarze Flecken von etwa 4–5 Zentimeter Durchmesser. Ich entscheide mich in der Folge für einen Besuch an der geschlossenen Abteilung, in der sie nach dem Suizidversuch untergebracht wurde. Durch Gespräche mit ihrem Facharzt und anderen Betreuungspersonen erfahre ich, dass Rosa seit einiger Zeit wieder ihren Vater ›besucht‹ […]« (ebd., S. 30).

Der Angriff auf eigene psychische Integrität wird in diesem Fallbeispiel deutlich und darüber hinaus auch, dass die integrierenden Fähigkeiten des Therapeuten torpediert werden. Traumatisches Wiedererleben, dissoziative Zustände und Vernichtung der Kommunikation verunmöglichen weitere Bedeutungsgebung und »Wahrheitssuche« (Crepaldi, 2018b). All die Facetten der Gegenübertragung (hier markant als Traum) verweisen auf Beschädigung, auf Beschädigt-Sein und auf Beschädigen-Müssen infolge von Trauma. In diesen Formen wird der Untergang heraufbeschworen.

9.3 Konfrontation mit Gewalt und Schwerpunkte in der Traumapädagogik

Gewalt zählt wohl zu den häufigsten Ursachen für Traumatisierungen. Ihre Formen sind vielfältig, aber gemeinsam ist ihnen, dass – abgesehen von Naturgewalt (und die Ausnahme gilt auch nicht immer) – des (anderen) Menschen Geisteszustand und seine Auswirkungen Quelle der Gewalt sind. Gewalt ist menschlich verursachte Traumatisierung. Die Vielfältigkeit von Gewalt erstreckt sich von struktureller und sozialer Gewalt über Formen der Misshandlung, des Missbrauchs, sexueller und sexualisierter Gewalt bis hin zu ritueller Gewalt und Folter. Sie ist dabei oftmals im sogenannten »häuslichen« Bereich anzusiedeln oder aber explizit politisch motiviert. Vermutlich alle Berufsgruppen, die in die Gruppe der mit Trauma Konfrontierten einzuschließen sind, lernen Folgen und Auswirkungen von Gewalt kennen und Personen, die Gewalt ausüben, erfahren und bezeugen (müssen), zum Beispiel von Kindern bei Partnergewalt.

Für die Bandbreite der Gewalt liegen uns zum Teil wenige explizite Studien zur Belastung für Beratende und zur sekundären Traumatisierung vor. Für rituelle Gewalt beispielsweise konnte von mir keine einzige Studie zu diesem Thema gefunden werden (ausgenommen zur politischen Folter).

Zu anderen Bereichen wurden bereits einige Themen und Arbeiten aufgegriffen, die in dieses Buch eingeflochten sind. Als Gemeinsamkeit sekundärer Traumabelastung in der Konfrontation mit Gewalt kann ein Gefühl der (eigenen) Vulnerabilität bei den Tätigen genannt werden. Auf zwei Ebenen soll die Konfrontation mit Gewalt in den Blick genommen werden: Die eine betrifft die Beziehungsarbeit, die insbesondere – weil dies in diesem Buch noch wenig in den Blick genommen wurde – mit Kindern und Jugendlichen zu leisten ist, und die andere die Auswirkung der Gewalt für ganze Gruppen und damit auch Teams und Organisationen. Beide sind Ebenen, die im Kerngebiet des Tätigkeitsfeldes traumapädagogischer Bemühungen liegen.

Beziehungsarbeit gilt als unerlässliches Instrument traumapädagogischen Tuns und bedarf der Einfühlung, um die Position und die Geschichte des Opfers zumindest zeitweise zu verstehen (Weiß, 2006). In der Kinder- und Jugendhilfe, in der sozialen und Traumapädagogik wird von Unterstützenden immer wieder die Begegnung und Konfrontation mit massivem Leid, sehr belastenden Startbedingungen im Leben und schwierigen Biografien berichtet (Stampfl, 2020; Jegodtka, 2016). Oft verhalten sich Kinder und Jugendliche sehr auffällig, neigen zu Extremen, schwanken zwischen aggressiver Impulsivität, Weglaufen und Erstarrung; sie verweigern, beschimpfen, bedrohen andere verbal oder tätlich (Jegodtka, 2016). All dies macht sie in der Beziehungsarbeit anstrengend und verunsichert. Hinzu kommen als Aufgaben für Helfer:innen Bindungssicherheit, Räume für Partizipation und Wertschätzung zu ermöglichen, oftmals unter der Voraussetzung massiv eingeschränkter Kommunikation und Beziehung durch dissoziatives Verhalten, Stressintoleranz und selbstverletzende Handlungsweisen der Kinder und Jugendlichen. Gerade Dissoziation und Selbstverletzung hinterlassen auch in Helfenden nicht selten »katastrophische« Gefühle.

In der Literatur finden sich als Folgen für die Unterstützer:innen insbesondere auch solche beschrieben, die dem Burn-out zuzuordnen wären. Steinlin et al. (2015) haben Belastungsreaktionen bei 319 pädagogischen Fachkräften aus Kinder- und Jugendhilfeeinrichtungen in der Schweiz erhoben und finden allem voran Burn-out-Symptomatik, gefolgt von Symptome einer Sekundärtraumatisierung. Insbesondere heben die Autor:innen Auswirkungen von grenzverletzendem Verhalten gegenüber dem Personal, aber auch gegenüber anderen Jugendlichen hervor. Das Erleben negativer interpersoneller Verhaltensweisen, von gezielter interpersoneller Gewalt, von Angriffen und Bedrohung sind häufige Elemente der Tätigkeit und haben Auswirkungen auf die Gesundheit der Unterstützer:innen. Darüber hinaus werden Müdigkeit, Erschöpfung und Energielosigkeit als oft auftretende Auswirkungen der beruflichen Tätigkeit beschrieben: »Den ganzen

Tag Kommunikation und Kontakt mit belasteten Menschen, Gespräche zu führen, das laugt aus und ermüdet« (Stampfl, 2020, S. 80). Den Betreffenden wird ein Gefühl von Desinteresse und zunehmender Distanzierung entgegengebracht. Reagiert wird mit sozialem Rückzug, dem Vermeiden von sozialen Aktivitäten, aber auch mit der Entwicklung von Zweifel an der eigenen Kompetenz und der eigenen Professionalität, der Abnahme des Selbstwerts, dem Erleben eigener Vulnerabilität und dem Gefühl von »Brüchigkeit«. Betroffene berichten über die Zunahme von Apathie und Leere, der Sinn des eigenen Beruf entfernt sich langsam, mitunter gepaart mit einem Gefühl von Selbstentfremdung bis hin zur Depersonalisation (vgl. Stampfl, 2020; Schulten, 2020; Sendera & Sendera, 2013; Daniels, 2006). Insgesamt würde ich den möglichen »Untergang«, um in der Terminologie meiner Überschrift zu bleiben, als schleichend bezeichnen. Burn-out (Steinlin et al., 2015) und Depression folgen und es stellt sich mitunter die Frage, ob sich eine *sekundäre posttraumatische Verbitterung*[18] entwickelt.

Dem gegenüber steht eine Konfrontation mit der Gewaltschilderung, die für Zuhörende überwältigend sein kann. Dies gilt beispielsweise auch in der Arbeit mit Täter:innen (vgl. Rohrer & Andreatta, 2014). Ich selbst habe mich diesbezüglich im Kontext von Krieg immer wieder in einem Dilemma befunden und letztlich war mir ein bewusstes Distanzieren und damit ein Nicht-Zuhören kaum möglich, wobei ich es auch kritisch sehen würde, dies zu empfehlen. Eine andere Haltung wird noch vorzustellen sein. Allerdings ist bei hohem Grad an Traumakonfrontation, wie ich sie in genannten Kontexten bereits geschildert habe, die (Flucht in die) Fantasie bzw. ein Mäandern im Raum der Fantasie durchaus schützend. In vergleichbarer Weise formuliert Weber (2002), wie sehr die Arbeit mit der extremen Traumatisierung an Grenzen der emotionalen und professionellen Belastbarkeit, Nachvollziehbarkeit und Wirkungsmöglichkeit führt. Er betont einerseits die hohen Erwartungen an Erfolg und andererseits die gleichzeitig für Fachkräfte bislang noch relativ bescheidenen Behandlungs-

18 Bislang wurde eine belastungsbedingte Verbitterungsstörung (Posttraumatic Embitterment Disorder) im Kontext von außergewöhnlichen, aber doch selten als traumatisch bezeichneten Belastungen (Kündigung, Partnerschaftsprobleme, zwischenmenschliche Konflikte, Verlusterlebnisse) formuliert, wenn diese als ungerecht, kränkend oder herabwürdigend erlebt werden (Linden et al., 2007). Die Formulierung einer sekundären, berufsbedingten Variante findet sich in der Literatur nicht.

methoden (ebd., S. 207). Unrealistische Heilungswünsche und ein therapeutisches Selbstbild, das von der Annahme geprägt ist, man selbst brauche keine Unterstützung oder Zuwendung, tragen weiter zur Abwärtsspirale bei.

Hamburger betont – und damit zur Ebene von Systemen, Teams bzw. Organisationen –, dass eine systematische Verletzung und Untergrabung moralisch und kulturell akzeptierter Werte nicht nur die Bewältigungskapazität des Opfers überfordert, sondern auch die Symbolisierungskapazität seines sozialen Umfelds (Hamburger, 2022a, S. 65). Trauma und Gewalt wirken in andere soziale Beziehungen hinein und »mischen Institutionen auf« (Jegodtka, 2016, S. 139). Hantke und Görges beschreiben die Wirkungen von Trauma auf Helfersysteme und sich entwickelnde Dynamiken vor allem vor dem Hintergrund von Rollenübernahmen ausführlich (Hantke & Görges, 2012, S. 137–140). Auch Weber formuliert, wie die therapeutische Beziehung zu einem Machtgefälle führen kann, wenn durch die Dynamik von Trauma die Fachkraft als aktive Retterin und Versorgerin, eingeladen durch Regressionswünsche, fungiert oder – im Sinne eines passiven Modus – eine große Distanzbildung und Pessimismus entwickelt, was bei Betroffenen, die sich provokant oder aggressiv verhalten und dann aus diesem Grund abgestoßen werden, leicht geschehen kann (Weber, 2002, S. 210).

Aus systemischer Perspektive betrachtet bleiben Folgen von Gewalt nicht auf die einzelne Person bezogen. Jegodtka (2013) hat soziale und strukturelle Problemkreisläufe, die als Gewaltfolgen auch für Teams und Organisationen auftreten, genauer untersucht. Sie wählt einen Zugang, der soziale, gesellschaftliche und kontextuelle Ursachen sekundärer Traumaexposition mit der Individualität traumatischer Prozesse verbindet. Die von ihr untersuchte Gruppe besteht aus Mitarbeitenden, die in verschiedener Weise professionell – in Gedenkstätten, Beratungsstellen, psychotherapeutischen Praxen, Bildungs- und Forschungseinrichtungen – in den Themenbereich der nationalsozialistischen Diktatur und den Holocaust eingebunden sind. Strukturzerstörende Komponenten, die Jegodtka ursprünglich in einem afrikanischen Projekt formuliert fand, lassen sich auch in diesem Kontext nachweisen (ebd.). Gewalt »fragmentiert« soziale Beziehung und Gruppen und wirkt auf folgende Weise (Jegodka, 2016, S. 146f.; 2013, S. 95f.):

- *Disempowerment:* Gruppen und Teams können in Gefühlen der Ohnmacht, Wut, Hilflosigkeit und im Verlust an Selbstvertrauen

»steckenbleiben« und zunehmend desorganisiert, gelähmt und ausgezehrt handlungsunfähig werden. Professionelle (Selbst-)Wirksamkeit sowie die schützenden und unterstützenden Funktionen gehen verloren. Nicht zuletzt wirkt sich dies auch destruktiv und schädigend auf die Klientel aus.

- *Fragmentierung:* Dies ist eine unmittelbare Traumawirkung der Gewalt auch auf Teams und Gruppen bzw. Institutionen – beispielsweise Streit, Zersplitterung, Verlust und Vermeidung von Erinnerungen, Auseinanderbrechen von Gruppen und Spaltung von sozialen Beziehungen.
- *Problemkreisläufe:* Es kommt zur Entstehung von sich wiederholenden destruktiven Kreisläufen, die Problemsysteme verstärken und Veränderungen schwer vorstellbar und umsetzbar machen. Folgen sind Eskalationen, Polarisierung auch bei kleinen Sachkonflikten und die Zerstörung von Ressourcen.
- *Ethische Korrumpierung von sozialen Werten:* Es erfolgt der Zusammenbruch des sozialen Zusammenhalts und der Solidarität, was beispielsweise auch in Supervisionen deutlich wird, in denen Wertesysteme kollidieren.

Die Gefährdung, eine sekundäre Traumatisierung zu entwickeln, sieht Jegodtka insbesondere in diesen Dynamiken (ebd.). Der Untergang wäre, dass Gruppen ohnmächtig und handlungsunfähig werden und Konflikt- und Kooperationsfähigkeiten zerstört sind. Mobbing, Spaltung, Aggression und Abwertung lassen eine gewaltbegünstigende Atmosphäre für alle entstehen. Destruktive Teamdynamiken stehen dem Finden gemeinsam getragener Werte entgegen und machen es schwer, den hohen Belastungen durch Traumaexposition wirkungsvoll entgegenzutreten. Die Entwicklung einer *traumasensiblen* Organisationskultur wird von Jegodtka (2016) empfohlen und beschrieben. Verstärkt werden die zu problematisierenden Dynamiken auch durch gesellschaftliche, kulturelle und soziopolitische Ebenen. Hierzu würde beispielsweise der Anspruch zählen, dass »Schlussstriche unter (deutsche) Geschichte zu ziehen« seien (Jegodtka, 2013, S. 269), aber auch das Fehlen von ideeller und materieller Unterstützung sowie Einschränkungen durch Fördergeber.[19]

19 Diese Thematik greife ich im Abschnitt 9.5 zu Wut auf (Sozio-)Politik noch einmal auf.

9.4 Einsamkeit und *frozen silence*: Arbeit mit Vernachlässigung und Extremtrauma

Die Aussage, dass »niemand da war«, zählt neben der Aussage, dass »sich das niemand vorstellen kann«, zu den sehr häufigen, die ich in der psychologischen Akutversorgung, aber auch in Kriegskontexten zu hören bekam. Trauma führt in große Einsamkeit und Gefühle totalen Verlassenseins, die sich tief ins Intrapsychische »einbrennen«[20] und infolge Auswirkungen auf das Interpsychische haben. Nach meiner Erfahrung ist Einsamkeit bei früher Vernachlässigung und bei extremer Traumatisierung wie Misshandlung oder Folter besonders intensiv ausgeprägt.

Vernachlässigung und die massive Mangelerfahrung wurden lange nicht als Form der schweren Traumatisierung erkannt (vgl. Fischer & Riedesser, 2009; Herman, 2010) und umgekehrt wurde das (bereits beschriebene) kumulative Trauma (Khan, 1963) als Traumatisierung infolge der »beschädigten Fürsorgefunktion« der Fürsorgeperson in der Fachwelt kaum mehr aufgegriffen. Bei früher emotionaler Vernachlässigung werden psychische Strukturen oft wenig wirksam aufgebaut, hierzu zählt unter anderem, eigene Identität und »ein Eigenleben zu beanspruchen«. In der Gegenübertragung finden sich häufig starke Traurigkeit, Leere, Sinnlosigkeit, Schwere und Gewicht. Infolge von Misshandlung oder Folter treten als Gegenübertragung – insbesondere bei mehr als nur kurzzeitig aufrechterhaltener Dissoziationen – Einsamkeit, Verlassenheit, aber auch Verstörung bis hin zu katastrophischen Gefühlen hervor.

Im Folgenden möchte ich zur Beschreibung eigener Erfahrungen mit Gegenübertragung im Themenfeld der Überschrift zum einen eine Geschichte zum Thema *frozen silence* und zum anderen einen Fall der Arbeit mit Folter schildern. Die Schilderungen führen in die Zeit und den Raum unmittelbar nach dem Bürgerkrieg in Sri Lanka zurück. Unvorstellbare Geschichten treten in der Einsamkeit und Isoliertheit des Flüchtlingslagers bzw. der »Therapie-Baracken« hervor. Die meisten der mir zugewiesenen Betroffenen haben vielfache Verluste, schwere Traumatisierungen und extremes Leid erfahren. Viele erlebten Formen der Folter, Verschleppung ihrer Familienangehörigen und Betroffene leben mit der Ungewissheit bezüglich des Todes von Vermissten.

---

20 Ich verwende den Begriff des »Einbrennens« bzw. »Eingebrannt-Seins« häufig äquivalent zum Begriff des *freeze* (Erstarren).

Prija ist elf. Sie wird von einer Mitarbeiterin von SOS-Kinderdorf international zu mir in meine Baracke im Flüchtlingslager gebracht. Man erzählt mir, sie sei irgendwie völlig verstummt und habe vor einigen Wochen einen Suizidversuch verübt. Von den anderen Mädchen zieht sie sich zurück – manchmal weine sie. (Wenigstens das, denke ich mir.) Ihre Betreuerin erzählt mir die Geschichte, wie bei einem Überfall und kriegerischen Handlungen in ihrem Dorf ihre Eltern vor ihren Augen im Garten vor dem bescheidenen Haus am Land getötet wurden. Wenig später, nachdem sie gemeinsam mit ihrem um zwei Jahre älteren Bruder vorerst entkommt, kommt auch er ums Leben.[21]

Ich sitze mit ihr und meinem Übersetzer in einer Baracke auf dem Boden und dort liegen auch einige Stofftiere.[22] Prija schweigt beharrlich und es ist ein starres, wie ein abgrundtiefes Schweigen. Es dauert lange, sozusagen eine Ewigkeit, bis es zu einem Bewegungsimpuls ihrerseits kommt – zu einem der Stofftiere. So finde ich mich wieder in einer Situation, in der Raum »zu halten« und diese Form der Stille in der Verdichtung »zu ertragen« ist. Wir werden lange Zeit schweigend geblieben sein, doch allmählich über das Tierchen kommuniziert haben.

Dann frage ich über den Übersetzer, wie groß ihre Einsamkeit ist. Zum ersten Mal schaut sie mich an, lange – wieder schweigend. Ich frage, ob ihre Einsamkeit so groß ist, wie diese »Baracke« als Raum. Sie senkt den Blick und nach einiger Zeit schaut sie mich wieder an. Ich frage, ob ihre Einsamkeit so groß ist wie Sri Lanka. Und sie antwortet zum ersten Mal: »Größer!« Ich lasse viel Zeit. Als ich frage, ob ihre Einsamkeit so groß ist, wie die ganze Welt, höre ich wieder ihr »größer« und sie hält meinen Blick. Als wir beim Universum ankommen, formuliert sie, dass ihre Einsamkeit größer als Sri Lanka und größer als diese Erde ist, aber dass sie kleiner als das Universum ist.

21 Auch wenn das später letztlich die einzige Geschichte ist, die sie erzählt hat, in der auch die vormals große Nähe und Bewunderung zu diesem großen Bruder einen Moment deutlich wurde, kann ich mich genau daran nicht erinnern und ich musste diese schreckliche weitere Katastrophe von Kriegen – obwohl ich ihr zuhörte – aus meinem Gedächtnis löschen, auch wenn sich anderes sozusagen hypermnestisch in meine Erinnerung eingeschrieben hat.

22 Ich danke meiner Familie, die es irgendwie geschafft hat mir über alle Unwägbarkeiten hinweg diese Stofftiere als »Nährstoffe« ins Kriegsgebiet zu senden.

Ist es vermessen an dieser Stelle zu hoffen? Es ist zumindest eine Zweisamkeit im vormals einsamen Raum entstanden und könnte ich es sprachlich in Körperarbeit übersetzen; dann würde ich sagen, wir haben an der Grenze dieser Einsamkeit »pulsiert«, wobei »Pulsation« eine Grundform des Lebens ist (Henderson, 2022). *Zieht* einen ein Gegenüber in diese unglaubliche Stille der Einsamkeit hinein, ist es zumindest ein geteilter Raum geworden. Im Sinne der sekundären Traumatisierung bleibt die Hoffnung, dass von diesem Ort auch wieder weggegangen werden kann, ohne dass jemand zurückgelassen wird. Das *Hineingezogen*-Werden in derartige Lagen, aber auch das *Herausbrechen* von Traumainhalten in gehörten Geschichten erschüttert unweigerlich, sind doch die allermeisten der schrecklichen Geschehnisse absichtsvoll und mit sinnlosem Plan von Menschen verübt. Schilderungen von Verschleppung, Gewalt, Verfolgung, gewaltsamem Tod und seiner Bezeugung finden zum Teil nur in sehr verborgenen Winkeln statt.

Nicht nur frühe, sondern auch extreme Traumatisierung führt häufig in völlige Einsamkeit. Das Zitat von Jean Améry sei nochmals verkürzt aufgegriffen: »Wer der Folter erlag, kann nicht mehr heimisch werden […], [das] in der Tortur eingestürzte Weltvertrauen wird nicht wiedergewonnen« (Améry, 2018, S. 81). Wie bereits formuliert brechen bei schwerer Traumatisierung alle vorhandenen Strukturen zusammen, dennoch lebt die Person weiter. Dies führt zu einem Zustand des »Lebendig-Tod-Sein[s]« (Becker, 2006, S. 48). Obwohl die traumatisierte Person im Inneren den Tod erlebt, lebt sie weiter und so ist »das Nicht-Sterben-Können […] die Katastrophe« (ebd.). Folter hat das Ziel, die Identität des Opfers zu zerstören.

Dazu möchte ich eine Fallvignette von der Arbeit mit einem Folteropfer schildern. Genau genommen war es eine Körperreaktion des Betroffenen, die mich aus meinem eigenen Versuch, die Konfrontation mit Folter abzuwehren, »wachrief«.

> Ein Mann mittleren Alters sitzt mit dünnen Beinen im Flüchtlingslager, zittert und hat ausgeschlagene Zähne – man hat sie ihm bei der Folter ausgeschlagen. Er ist auch von Narben gezeichnet. Er erzählt die unvorstellbare Geschichte seiner Folterung und Misshandlung. Er wollte den Aufenthaltsort seiner vier Töchter nicht preisgeben, die mit Waffengewalt zur Rekrutierung weggebracht werden sollten, zumindest die älteren. Seine Schilderung furchtbarer Details driftet

> weiter ins Unmögliche und der Zweifel an der Glaubhaftigkeit der gesamten Geschichte lässt mich zunehmend – zugegebenermaßen auch irgendwie erleichtert – an Psychose denken und nicht an Folter. Und das, obwohl er mit ausgeschlagenen Zähnen vor mir sitzt! Ein minimales Geräusch von einem außerhalb der Therapiebaracke Vorbeigehenden lässt den Mann jäh zusammenfahren und in Starre und Angst geraten.

In der Form habe ich das bei psychotischen Menschen nie wirklich beobachtet. Letztlich war es diese Reaktion, die mir die eigene Abwehr der Konfrontierung mit der Unmöglichkeit von extremem Leid und Folter, wie dies auch Ottomeyer (2011) beschreibt, vor Augen führte. Die Angst vor dieser schwer traumatisierenden Welt, vor dem Wirklichkeit gewordenen Abgrund wird als psychosewertiger Abgrund »erlebbar« (ebd.). Die Arbeit mit Kriegstrauma und Folter führt unweigerlich in große Einsamkeit und Ohnmacht. Becker sieht das zentrale Moment eines Traumas in der Entmächtigung des Traumatisierten und in der »nie mehr zu korrigierenden Erfahrung des hilflosen Alleinseins gegenüber einer allumfassenden und existenziellen Bedrohung« (Becker, 2009, S. 66).

Die Gegenübertragung und vor allem auch die Form der *frozen silence* lösen nicht selten eine große Vorsicht im therapeutischen Gegenüber aus. In diesem Sinne sehe ich auch die Arbeit mit Vermissenden in Situationen, in denen der Tod nicht (be-)greifbar ist. Situationen dieser Art fand ich in allen Kontexten, ob nach dem Bürgerkrieg in Sri Lanka infolge des systematischen Verschwinden-Lassens, ob bei Entführungen in Syrien oder Gefangennahmen in Armenien. Rituale gibt es für Tote, aber nicht für Verschwundene (Preitler, 2006). Rasch wechselnde Zustände, massive Ambiguitätsgefühle, das Ertragen von Hoffnung und Verzweiflung, Suchen, Sehnen, Zorn sind wesentliche Bestimmungstücke in der Arbeit mit Vermissenden. Einsamkeit, Gefühle der Leere, Lähmung – kurz: *frozen silence* –, aber auch *frozen emotions* wechseln sich ab mit Überwältigung und Verzweiflung. »Therapeutische Arbeit ist oft einsam, aber nichts ist so belastend, isolierend, beängstigend wie das Durcharbeiten von Trauma«, kommt mir Becker mit seiner Formulierung entgegen (Becker, 2009, S. 94). Nicht zuletzt stellen sich auch viele Zweifel über die »Brauchbarkeit eigenen Tuns« und Wut ein – Wut auf Krieg, auf Täter, auf Opfer, auf so viel Leid, ohne dass daran etwas geändert werden kann (vgl. Becker, 2006), und Wut auf westliche traumatherapeutische Techniken und evidenzbasierten

Kuren, die in Anbetracht von schweren Verlusten und extremem Leid unbrauchbar erscheinen.[23]

9.5 Wut auf (Sozio-)Politik: Entwicklungen der sekundären sequenziellen Traumatisierung

Wut – wie kurz im Vorhergehenden angeklungen – würde ich natürlich nicht per se im Feld der sekundären Traumatisierung ansiedeln. Allerdings ist sie oftmals ein Hinweis auf Überforderung, Scheitern oder Verzweiflung im Umfeld der Arbeit mit Trauma. Sehr häufig wird sie bei der Arbeit um die sequenzielle Traumatisierung, bislang vor allem im Kontext der Verbindung mit Flucht aus Konflikt- und Krisenherden und den Problematiken im Aufnahmeland, zu finden sein.

Dazu möchte ich nochmals kurz auf die Rolle des sozialen Traumas in den Kontexten der Zwangsmigration und der Nachkriegszeit eingehen. Sekundäre Traumatisierung läge auch hier ursächlich tief im sozialen Trauma sowie seinen komplexen und wechselseitigen Beziehungen zwischen sozialem und sekundärem Trauma verankert (Živanović & Vukčević Marković, 2022). Menschenrechtsverletzungen und überwiegend von Menschen verursachte traumatisierende Ereignisse wie Folter, gewaltsamer Tod geliebter Menschen und Gewalt werden zum Mittelpunkt *gemeinsamen* – auch gesellschaftlich geteilten – Erlebens. Schmerzhafte und erschreckende Erfahrungen mit dem Leiden von Einzelpersonen und sozialen Gruppen schaffen und beeinflussen nicht nur die Narrative von Täter:innen und Opfern, die in diese traumatischen Erlebnisse verwickelt waren (Hamburger, 2022b), sondern auch Narrative, die zwischen Helfenden und Hilfsbedürftigen ausgetauscht werden. Auf diese Weise werden soziale Traumata auf eine ganz neue Ebene innerhalb der sozialen Matrix übertragen, die nicht nur Opfer und Täter:innen, sondern auch Helfer:innen als indirekte Zeug:innen einschließt. Es geht hier um Multiplikationseffekte, die ein soziales Trauma auf individueller und gemeinschaftlicher Ebene haben kann (ebd.). Gültig ist dies jedenfalls für geteilte Gemeinschaft bzw. Gesellschaft, übertragbar erscheint es mir aber auch auf die Vielzahl der Unterstützungsformen für Geflüchtete.

23 Als ich sah, dass Betroffene nach einiger Zeit wieder »Feuerholz sammeln gingen« war mir das ein wichtigerer Indikator als eine Intrusion. Ich wähnte dadurch ihr grundsätzliches psychisches Überleben als möglich (Andreatta, 2012b).

Viele beruflich und ehrenamtlich im Bereich Flucht und Asyl Tätige mussten in den vergangenen Jahren oftmals ohne Rückgriff auf berufsübliche Standards und Routinen Handlungsstrategien entwickeln. Es fehlte häufig an Aus- und Fortbildung in der Unterstützung Geflüchteter, die Angst, wie mit deren Trauma umzugehen sei, was es mit den berüchtigten »Triggern« auf sich hat oder wie es zur Retraumatisierung komme, wurde fast ebenso häufig in Schulungen und Workshops genannt, wie das Feststellen eigener (Trauma-)Reaktionen auf die erzählten (Lebens-)Geschichten. Mangel an Information über Zuständigkeiten und Zeitstrukturen war ebenso vorherrschend wie fehlende Vernetzungspartnerschaften. Bei den Hilfestellungen für Unterbringung, Integration, Bildung oder Verständigung muss vielfach improvisiert werden, und dies vor dem Hintergrund minimalster sprachlicher Möglichkeiten und kultureller Barrieren.

Insbesondere bei ehrenamtlich Tätigen – die oftmals an der Schnittstelle zwischen den geflüchteten Personen – oftmals Jugendliche – und behördlichen Vertretern, aber auch gesellschaftlichen Strukturen, einhergehend mit entsprechenden Diskriminierungs- und Stigmatisierungsprozessen, fungieren, lassen sich spezifische Belastungsmuster und Formen sekundärer Belastung finden. Das Bezeugen der mitunter traumatischen Vergangenheit der Geflüchteten bedeutet das Hören von massiven Kriegshandlungen, Tötungen, Mord an Familienmitgliedern und Vermissenden und überfordernd dabei sind oftmals die erlebten Wirkungen von Trauma sowie Belastungsreaktionen der Asylsuchenden, wie körperliche Erregungszustände, Angst, Selbstverletzung, Suizidalität, um nur einige zu nennen. Der ersten Willkommenskultur ist Ernüchterung gefolgt und viele Freiwillige, aber auch Berufstätige (sofern entsprechende Dienststellen nicht sowieso wieder geschlossen wurden) sind erschöpft, überlastet und zermürbt.

Dabei haben viele in dieser Konfrontation mit der sequenziellen Traumatisierung selbst Albträume, Konzentrationsschwierigkeiten und Verlust des subjektiven Sicherheitsgefühls entwickelt und – wie auch unsere Interviews zeigen – viele Unterstützer:innen haben oftmals sprachlos und überwältigt die Tätigkeit aufgegeben (Rohrer & Andreatta, 2021). Fragen der Abgrenzung, Orientierung in Hinblick auf Nähe und Distanz sowie Klärung der eigenen Rolle belasten, Wirkung von Trauma sowie das Gestalten von unterstützenden Beziehungen wurde nie reflektiert. Geflüchtete sind »undankbar« oder in ihren Verhaltensweisen nicht einzuschätzen, oder man möchte sie schlichtweg »anders haben«, beispielsweise empfänglicher für eigene Auffassungen oder die eigene religiöse Zugehörigkeit (ebd.). Diese Gefühle gehen oftmals mit Scham- und Schuldgefühlen einher oder aber zeigen sich als Leere, Traurigkeit, Rückzug, Intoleranz oder in der Reduktion von Beziehungen. Entsprechend findet sich eine ganze Reihe von Verstrickungen – ganz im Sinne Peichls (2000) –, seien dies auf der konkreten Ebene Versuche der Missionierung, genauer Christianisierung, um von der islamischen Religion zu befreien, seien dies Rettungsversuche und Fluchtpläne bis zur Verachtung von Verhaltensweisen Geflüchteter, die man dann natürlich allesamt wieder loswerden möchte (Rohrer & Andreatta, 2021).

Schwerwiegend ist, dass viele in der Wut, der Hilflosigkeit und der eigenen Ohnmacht »hängenbleiben«. Auch Frey (2007) betont die Wut, Trauer und Erregung, die in den Helfenden durch die soziopolitische Situation in der Arbeit mit Geflüchteten, mit Kriegs- und mit Folteropfern entstehen, und ergänzt um Gefühle der Scham und Selbstentfremdung. Das Bezeugen von Ungerechtigkeiten vonseiten der Behörden, Ungewissheit, Willkür bedeutet für primäre Opfer und Helfende das Gefühl des Ausgeliefertseins und Vertrauensverlust in die Gesetzgebung. Deutlich zeigen sich Hilflosigkeit gegenüber sowie Ärger und Wut auf politische Strukturen oder Entscheidungen (Rohrer & Andreatta, 2021). Warten auf den Asylbescheid und das Miterleben eines emotionalen »Zusammenbruchs«, mündend in Suizidalität oder massiver Selbstverletzung der Geflüchteten, zermürben. Fassungslosigkeit und Unverständnis bis hin zur Verachtung gegenüber den staatlichen Institutionen und der Politik werden laut und hinterlassen Zweifel an der Rechtsstaatlichkeit. »Unmenschlichkeit, große Ratlosigkeit, katastrophale Ungewissheit, Sauerei, Verlust des Glaubens an den Rechtsstaat, pervers, behördliche Willkür, unbeschreiblich, menschenverachtend, sehr enttäuschend« sind die zentralen Stichworte aus allen zwölf Interviews kurz zusammengefasst (ebd., S. 67). Was übrig bleibt, ist ein Grundgefühl der totalen Chancenlosigkeit innerhalb unerträglicher Abschiebepraxen, und diese Form des »Mitleidens« (ebd., S. 68) gerinnt zum gemeinsamen Untergang.

10 Im Mittel- und Umfeld der sekundären Traumatisierung

Eine häufige Frage zur sekundären Traumatisierung ergibt sich aus ihrer Verknüpfung mit einer möglichen Primärtraumatisierung. Zum einen wird die sekundäre oft von einer primären nicht zu unterscheiden sein, diese Diskussion wurde bereits geführt, zum anderen aber haben Unterstützende eigene Biografien. Biografische Vulnerabilität als Risiko zur Ausbildung von Traumareaktionen wird im Folgenden in den Blick genommen. Im Mittel- und Umfeld der sekundären Traumatisierung wird außerdem erwogen, ob sie denn eine *Krankheit* ist. Die Diskussion um posttraumatisches Wachstum – die positiven Veränderungen infolge von Trauma – ist mittlerweile auch als *sekundäres posttraumatisches Wachstum* von der Fachliteratur aufgegriffen worden und ich möchte dieses Themenfeld um einen Gedankensplitter erweitern, der bildungstheoretisch zu verorten ist.

Mein Anliegen im letzten Abschnitt dieses Kapitels (10.5), ist (m)eine Haltung für therapeutisches Arbeit, gelernt und entwickelt in sehr schwierigen Kontexten in Krieg und Konflikt, vorzustellen und zur Diskussion zu bringen.

10.1 Unheilvolle Verknüpfung: Biografische Vulnerabilität und Risiken

Bislang wurde die sekundäre Traumatisierung vor allem in Hinblick auf die Wucht der traumatischen Information durch ein Gegenüber erörtert. Wenig beleuchtet – abgesehen von bereits beschriebenen Verstrickungen innerhalb der Dynamiken von Übertragung und Gegenübertragung – blieb dabei die Frage nach unheilvollen Verstärkungen und intrapsychischer »Anbindung« infolge eigener biografischer Bezüge, die Vulnerabilität durch Lebensgeschichtliches wie Verlust oder Flucht. Anders formuliert stellt sich die Frage: Welche Risiken zur Ausbildung einer sekundären Traumatisierung können für Fachleute und Unterstützende beschrieben werden?

Allem voran ist die Frage des Risikos für sekundäre Traumabelastung im Zusammenhang mit *eigener erlebter Traumatisierung* in der Biografie aufzuwerfen. Dazu möchte ich Auszüge aus dem 2006 erschienen Buch[24] meiner Kollegin Pumla Gobodo-Madikizela herausgreifen, das die Anhörungen der Truth and Reconciliation Commission (TRC) in Südafrika beschreibt. Gobodo-Madikizela war von 1996 bis 1998 Mitglied der Wahrheitskommission zur Untersuchung der Verbrechen während der Apartheid und hat in ihrer Funktion als klinische Psychologin viele Opfer, aber auch Täter auf die Anhörungen vorbereitet.

> »Während der vielen öffentlichen Anhörungen der TRC, an denen ich [...] als Vorsitzende teilnahm, bewegte mich die Vorstellung des präsenten Trauma [...]. Die Schilderungen der Betroffenen waren derart realistisch, dass man von der erzählten erneut durchlebten Erinnerung vollkommen eingefangen wurde. Die Geschehnisse spielten sich so lebhaft vor meinen Augen ab, als würden sie jetzt gerade passieren. Ihr Gebrauch der Zeiten lief jeder Grammatik zuwider. Sie wechselte wieder und wieder zwischen Vergangenheit und Gegenwart – eine Illustration der Zeitlosigkeit traumatischen Schmerzes.
>
> Ich erinnere mich an die Aussage [einer Anti-Apartheid-Aktivistin] und [ihre] Aussage über die sexuellen Übergriffe seitens der Polizei [...]. Sie war verhaftet und auf die Ladefläche eines Militär-LKW gestoßen worden. Dort war sie umringt von jungen Soldaten [...]. Sie beschrieb ihre Qual [...] ›Einer der Soldaten schob mein Kleid hoch. Als er nach meiner Unterhose griff, bekam ich Angst [...] Er stieß seine Hand in meine Vagina. [Ich erinnere mich,] es war mir peinlich, wegen seines Alters – er war im gleichen Alter wie meine Kinder‹. Das Bild des jungen weißen Mannes, der die Intimsphäre derart verletzte, beschwor meine eigene Erinnerung an eine Beinahe-Vergewaltigung herauf – mehr als 20 Jahre zuvor, als ich noch Studentin war. Ich trampte [und fuhr mit einem Mann im Auto mit,] als er seine Hand an meine Hüfte legte. Mein Körper wand sich vor Ekel. [...] Ich fuhr langsamer [...] und ich sprang aus dem Auto und überschlug mich mehrfach auf dem Schotterweg. Erschrocken und völlig verängstigt rannte ich davon [...].
>
> Während ich zuhörte, wie [die Anti-Apartheid-Aktivistin] ihre Ge-

24 Das Original erschien 2004 unter dem Titel *A Human Being Died That Night. A South African Woman Confronts the Legacy of Apartheid* (deutsche Übersetzung 2006).

> schichte vor dem Publikum der TRC und mir erzählte, deren Aufgabe es war, ihr die Aussage zu erleichtern, begann mein Herz zu rasen und ich dachte an meine Albtrauma-Tour und durchlebte mein eigenes Trauma dieser Beinahe-Tragödie erneut. Dann sah ich sie auf diesem LKW, ihr Körper von einem weißen Soldaten in Tarnanzug missbraucht, und ich konnte jedes Detail ihrer traumatischen Erfahrung mitfühlen, als hätte ich es selbst erlebt. Die brutale Hand des jungen Soldaten, die Pein der Hilflosigkeit, Erniedrigung [...]. Meine Emotionen waren übermächtig und ich kämpfte mit den Tränen. Ein Kollege aus dem Komitee fuhr mir tröstend mit der Hand über den Rücken. Diese Geste brachte mich wieder zur Besinnung. Ich musste meine Fassung wiedererlangen. Wie konnte ich meine Aufgabe für die TRC wahrnehmen, wenn ich mir erlaubte, so auf Zeugenaussagen zu reagieren? [...] Diese Erinnerungen und andere Erfahrungen von Erniedrigung aufgrund meiner Hautfarbe hatte ich bislang nicht verarbeitet. [...] Ich war als Kommissionsmitglied keine neutrale Zuhörerin« (Gobodo-Madikizela, 2006, S. 116–121).

Es erscheint mir hier am besten, diese Auszüge für sich selbst sprechen zu lassen. Sie verweisen nicht nur auf die Frage nach eigener biografischer Vulnerabilität und ihrer Bedeutung für eine sekundäre Traumareaktion, sondern vor allem auch (nochmals) auf die notwendige Erweiterung des Traumakonzeptes hin zu einer Formulierung *sozialen Traumas* (Hamburger et al., 2022). »Das Konzept des sozialen Traumas nimmt umfassend zur Kenntnis, wie die äußere Welt die Fähigkeit einer bestimmten Bevölkerung, sich frei zu entwickeln, dramatisch beeinträchtigen und stattdessen traumatische Deformationen fördern kann.« Und weiter: »Wann immer es der Gesellschaft und ihren Institutionen also nicht gelingt, als *Container* für Individuen und Gruppen zu fungieren, erzeugt dies ein Trauma, genauer: ein soziales Trauma« (Özçürümez Bilgili, 2022, S. 85; Hervorh. i. O.). Živanović und Vukčević Marković (2022) knüpfen zur Erklärung der komplexen Auswirkungen der Arbeit mit traumatisierten Personen auf Fachleute in ähnlicher Weise an den Begriff des sozialen Traumas an, insbesondere an die Umstände in Kontexten der Nachkriegszeit und der Zwangsmigration. Hier sei auch auf die Arbeit von Jegodtka hingewiesen, die im Zusammenhang mit der Beschreibung sekundärer Traumafolgen für professionell Tätige im Themenkomplex der nationalsozialistischen Diktatur und des Holocaust besonders auf die Wirkung von familiären Mythen eingeht (Jegodtka, 2013, S. 278f.).

Eine weitere Form der Verknüpfung von Trauma mit dem soziopolitischen Kontext hat sich mir besonders in Armenien gezeigt. Dazu meine Beobachtung, die ich im Einsatz an der Grenzregion zwischen Armenien und Aserbaidschan machte, wo ich im Jahr 2021 zur Evaluation und Unterstützung der psychologischen Hilfe für Opfer, Hinterbliebene und Vermissende im Krieg um Bergkarabach im Südkaukasus tätig war:

> Während in Armenien insbesondere in den ländlichen sowie Grenz- und Konfliktregionen zu Aserbaidschan die psychosoziale, psychologische wie psychotherapeutische Unterstützung nur sehr marginal ausgeprägt ist, findet sich eine doch beachtliche Anzahl an jungen Psychologinnen, die mit großem Engagement die am schwersten getroffene Bevölkerung unterstützen. Sie kümmern sich um die Familien der Gefallenen, Vermissenden oder Gefangenen, aber allem voran auch um die verwundeten und nicht mehr kampfähigen Soldaten selbst. Es fällt mir auf, wie »emotionalisiert« sie dieser Aufgabe nachgehen, aber auch, wie schwer sie selbst unter deren und eigenen Traumareaktionen leiden. Wenige haben bislang explizite Fortbildungen zu Traumawirkungen erhalten. Nach einigen Runden supervisorischer Gruppen- und Einzelarbeit nähern wir uns thematisch der sekundären Traumatisierung. In großer Deutlichkeit wird mir vermittelt, dass die Tätigkeit als Psychologin der Tätigkeit eines »weiblichen Soldatentums« *(female soldiership)* gleichkomme. Die Verteidigung und der Kampf um Heimat und Land seien Pflicht und Wunsch.

Es kann an dieser Stelle nicht übersehen werden, dass ein hohes Maß an Sinnstiftung und große Motivation für die Tätigkeit die Psychologinnen keinesfalls vor sekundären Traumafolgen schützen können, mehr noch, dass hier eine große Gefährdung in den kommunikativen und performativen Prozessen der Heroisierung liegt.

Der Blick in die Fachliteratur zeigt, dass in der Prävalenzerhebung sekundärer Traumastörungen die eigene traumatische Vorbelastung der Helfenden häufig genannt und belegt wird. Pearlman und Mac Ian (1995) sowie Kassam-Adams (2002) nennen explizit die persönliche Traumageschichte bzw. die damit verbundene Wahrnehmung eigener Verletzlichkeit als Risiko. Peichl (2000) hebt Varianten der Verstrickung in der Gegenübertragung in Situationen hervor, in denen in der Behandlung alte Wunden der Therapierenden berührt werden. Hierbei muss es sich nicht immer um eine in der Biografie deutlich zu markierende eigene Traumatisierung handeln, sondern es kann ebenso wesentlich subtilere Erfahrungen und auch Persönlichkeitsstile betreffen.

Bei genauerer Betrachtung stehen uns in der Literatur jedoch wenige Arbeiten zu den konkreteren Auswirkungen einer persönlichen Trauma-Vorgeschichte zur Verfügung. In der obigen Beschreibung von Gobodo-Madizikela (2006) zeigt sich das dissoziative Moment, das sich als Widerhall eigener Erinnerung durch das Hören und Bezeugen des Traumas anderer einstellt. Von dissoziativem Geschehen als Reaktion auf die Schilderung des Traumas anderer schreibt auch Daniels (2008). Tabor (2011) findet die Ergebnisse in Hinblick auf Risikoeinschätzung widersprüchlich. Craig und Sprang (2010) rekurrieren auf Ergebnisse, die zeigen, dass eigene früher erlebte Misshandlung von Fachleuten keine Mitgefühlserschöpfung vorherzusagen vermag. Auffallend ist, dass in den meisten Erhebungen weder genauer differenziert ist, was eine persönliche Traumageschichte genau umfasst, noch ob diese gegebenenfalls bearbeitet und – wie auch immer dies beschreib- und erhebbar wäre – verarbeitet wurde. Eine Ausnahme stellt hier Tabor (2011) dar, die explizit den Zusammenhang zwischen einer erlebten emotionalen Vernachlässigung in der Kindheit und sekundärem Trauma feststellt und darüber hinaus präzisiert, dass bei Mitarbeitenden von Strafverfolgungsbehörden bei erlebtem Missbrauch in der eigenen Kindheit eher eine sekundäre Traumatisierung auftritt, wenn sie mit Überlebenden sexueller Übergriffe arbeiteten. In einer qualitativen Studie von Stampfl, in der die sekundäre Traumatisierung vor dem Hintergrund erlebter Traumatisierung in der bisherigen Biografie mit der Frage »Ob die Proband*innen in ihrer Vergangenheit selbst persönliche traumatische Erfahrungen erlebt haben« in den Blick genommen wird, findet sich in einem Transkript die Antwort: »Wer nicht? [lacht]« (Stampfl, 2020, S. 69). Die Rolle der Vortraumatisierung bleibt eher unklar, wenn sie auch insgesamt als ungünstig und als Risiko für sekundäre Traumatisierung gesehen wird.

Die Frage nach den biografischen Bezügen als Quelle sekundärer Traumabelastung bezieht sich aber keinesfalls nur auf eigene erlebte frühere Traumatisierung, sondern auf die biografienahe Ziehung eines Vergleichs. Stirbt ein Kind, das selbst oder dessen Bezugspersonen unterstützt werden, in dem Alter, in dem das eigene Kind sich befindet, ist dies ein häufig anzutreffendes Motiv für die Formulierung von Belastung und Grübeln bei Einsatzkräften. Alle Elemente und Aspekte eigener Gegenwart, die geschützt und heil bleiben sollen, können sich in der Konfrontation mit Tod und Schicksal verflechten. Empathie ist ein Raum des Einfühlens und Nachvollziehens, aber auch – wie viele Autor:innen zu formulieren wissen – ein Risikofaktor (Daniels, 2008; Leuteritz et al. 2019; Püttker et al. 2015). Daniels (2008) spezifiziert, dass es die Empathiefähigkeit ist, die »zum Bumerang« wird. Püttker et al. (2015) betonen, dass das Risiko einer sekundären Traumatisierung weniger aus einer Form des Nachvollziehens, also einer Perspektivenübernahme erwächst – sie nennen dies eine Form der kognitiven Empathie – als aus einem emotionalen Nachempfinden. Eigene Vulnerabilität bedarf gewiss erhöhter Aufmerksamkeit in Hinblick auf eine sekundäre Traumabelastung, ich selbst gehe aber zusammen mit Barwinski (2021) nicht davon aus, dass in der Empathie der eigentliche Schlüssel des Risikos liegt, sondern davon, dass er eher in Prozessen der Symbolisierung zu suchen wäre.

Pentz und Trost (2015) ergänzen die Überlegungen zum Risiko sekundärer Traumabelastung um den Faktor *Bindung*. Das Vorliegen einer unsicheren Bindung sowie ein ambivalent-verschlossener Bindungsstil stellen Risikofaktoren dar, während eine sichere Bindung als Schutzfaktor gilt. Mit Blick auf Persönlichkeits- und Copingstile ist wenig überraschend festzuhalten, dass dysfunktionale Copingstrategien und maladaptive Vermeidungsstrategien wie Verleugnung eher zur sekundären Belastung beitragen (Leuteritz et al., 2019; Daniels, 2008; Živanović & Vukčević Marković, 2022).

Weiters wird in der Literatur die Berufserfahrung als Risikofaktor berücksichtigt. Auch hier sind die Befunde nicht stringent. Während Erfahrung und das Ausbilden von Routinen schützen (z. B. Daniels, 2008; Krampl, 2022), wird in der Übersichtsarbeit von Tabor (2011) die kumulative Belastung durch Übernahme der Verantwortung für andere auf einem konstant hohen Funktions- und Entscheidungsniveau als eine Quelle der (sekundären) Überwältigung genannt. Die Frage der (Berufs-)Erfahrung ist natürlicherweise oft nicht vom Lebensalter zu trennen. Ein höheres Lebensalter wird als Risiko gesehen, ebenso wie weibliches Geschlecht (z. B. Greinacher et al., 2019; Daniels, 2008). Schließlich sei noch auf eine Schwierigkeit im Lesen der Befunde über die Rolle der (Berufs-)Erfahrung genannt. Es ist oftmals völlig unklar, wer als Traumatherapeut:in gilt. So finden sich bei Craig und Sprang (2010) in der mitbeforschten Gruppe Therapeut:innen, die an Trauma *interessiert* sind. Hier fehlt uns der Einblick in die konkretere therapeutische Tätigkeit.[25]

25 Beim Zusammenstellen der Befundlage ist außerdem nicht einfach zu wissen, inwiefern sich in der angloamerikanischen und der deutschsprachigen Fachliteratur das Berufsbild »Psychotherapeut:in« und insbesondere »Traumatherapeut:in« unterscheidet.

10.2 Ist sekundäre Traumatisierung eine Krankheit?

In einem Beitrag zur Diskussion, ob Trauma ein unmögliches Konzept ist, stellt Barwinski Fäh (2000) verschiedene Traumabegriffe vor, einer davon ist Trauma als *nosologischen Kategorie*. Ihre Diskussion betrifft vor allem primäre Traumatisierung und es werden Syndrome aus der Traumatisierung durch Holocaust adressiert, was hier aber im Zusammenhang mit der sekundären Traumatisierung aufgegriffen werden kann. Ist die sekundäre Traumatisierung eine Krankheit?

Sehr viele Studiendesigns erheben die sekundäre Traumatisierung – naheliegenderweise – im Sinne einer posttraumatischen Belastungsstörung. Dies geschieht jedoch durchaus vor dem Hintergrund einiger ungeklärter Fragen, ab wann etwas als Trauma zu bezeichnen wäre. Gilt der Blick dem Ereignis selbst, als einer Auslösesituation unter Berücksichtigung entsprechender Kriterien, die als Trauma zu bezeichnen wäre, oder gilt Trauma erst im Fall gescheiterter Verarbeitungsversuche im Sinne unmittelbarer oder langfristiger Folgen, die ein Ereignis zum Trauma werden lassen. Neben der Frage der Lokalisierung auf einer Zeitachse fehlt uns die Einigkeit zum Traumabegriff überhaupt (Becker, 2006, S. 177) und schließlich stellen sich uns auch noch die Frage(n) der Pathologisierung von Traumafolgen – als Reaktionen versus Symptomen.

Ich möchte die Diskussion um die »Krankheit sekundäre Traumatisierung« mit einem Fallbeispiel aus einer Supervisionsgruppe um einen Aspekt erweitern. In der Supervision eines Teams der Notfallintervention, das als Peer-Support-System die Kollegen:innenschaft der Österreichischen Bundesbahnen in der Akutsituation bei einem belastenden Ereignis unterstützt, schildert ein Helfer und selbst Zugbegleiter[26] seinen Betreuungsfall:

> Eine Zugbegleiterin ruft ihn an, bittet um ein Gespräch und schildert: Nachdem ein Fahrgast trotz wiederholter Aufforderung keinen Fahrschein nachweist und sich ihr gegenüber insgesamt verbal aggressiv verhält, informiert sie ihn, dass er bei der nächsten Haltestelle auszusteigen habe. Im nächsten sehr kleinen, dörflichen Bahnhof kommt es am Bahnsteig dann zuerst zu einer weiteren verbalen Aus-

26 Zugbegleiter:innen kontrollieren Fahrausweise, erteilen Auskünfte, betreuen Fahrgäste auf Bahnfahrten und sorgen für Ordnung, Sauberkeit und Sicherheit in den Zügen.

> einandersetzung und plötzlich spuckt der Fahrgast der Zugbegleiterin ins Gesicht. Nachdem sie ihn nochmals zurechtweist, spuckt er ihr nochmals in Gesicht und trifft ihr auch ins Auge. Es kommt zu einer heftigen Auseinandersetzung und Handgreiflichkeiten zwischen den beiden, bis die Zugbegleiterin auf den Zug aufspringt und an den Lokführer das akustische Signal der Freigabe zur Abfahrt gibt. Wieder im Zug zittert sie stark und bemerkt, dass sie Blut an den Händen hat. Beim Rückzug auf die Toilette stellt sie fest, dass das Blut, das sie abwäscht, nicht ihr eigenes sein kann. Sie macht keine Meldung über diesen Vorfall. Als der Lokführer, der nichts von all dem bemerken konnte, sie später trifft, meint er, sie habe aber lange gebraucht für die Abfertigung des Zuges [Signal zur Weiterfahrt]. Sie ist wie gelähmt und schildert ihm nichts von dem Vorfall. Zu Hause entwickeln sich zunehmend typische Reaktionsweisen auf dieses Bedrohungsszenarium.
>
> Sie bringt weder das Ereignis selbst noch die Folgen irgendjemandem im Berufsfeld zur Kenntnis, bis sie sich dem Peer-Supporter, weil sie ihn zufällig am Bahnhof trifft, anvertraut [was nicht einer üblichen Verständigungskette folgt]. Die Zugbegleiterin bittet ihren (Peer-)Kollegen um Stillschweigen über all das – obwohl erkennbar ist, dass es ihr über weitere Wochen nicht gut geht und sie sich auch nicht von dem Ereignis bzw. ihren Reaktionen darauf erholen kann. In der Supervision schildert dann der Peer, dass er sich überfordert fühle mit dem Fall und dass er nun selbst[27] von dieser Szene wiederholt zu träumen beginne und nachts aufschrecke.

Zu dieser Schilderung möchte ich zuerst einen Aspekt aufgreifen, den Herman (2010) hervorhebt. Sie nennt als zentralen Konflikt bei Trauma den paradoxen Wunsch, die schrecklichen Ereignisse einerseits zu leugnen, aber andererseits laut auszusprechen – wir kennen dies als zentrale Dialektik bei Trauma. Die Folge ist, dass die Erzählung oft widersprüchlich, gefühlsbetont und bruchstückhaft und mitunter unglaubwürdig klingt. Die Dynamik des Stillschweigens und des Vergessens teilen Opfer mit den Täter:innen (ebd.), aber mitunter auch mit Helfenden. Nun, meines Erachtens ist der Peer in das Feld der Verleugnung eingestiegen. Ihre Scham und

27 Hier liegen die Herausforderungen, die sich für Peer-Supporter stellen auf der Hand, denn jeder Vorfall könnte der eigene sein.

ihr Versuch, so schnell wie möglich zu vergessen, haben ihn dazu bewogen sie in der Form zu schützen, dass auch er stillschweigt und einfach *nur* empathischer Zuhörer bleibt. Der Albtraum des Helfers – und dies wäre meine Conclusio – weist nicht darauf hin, dass er nun infolge sekundäre Formen einer Traumatisierung erleidet, sondern mahnt ihn, dass – und ich adressiere hier seine Rolle als Peer-Supporter – eine gemeinsame Dynamik des Vergessens und Bagatellisierens wirkt: Das Schweigen muss durchbrochen werden.[28]

Ich komme zu dem Schluss, dass sekundäre Traumasymptome – wie in diesem Fall Albträume – sehr häufig Hinweise für die Supervision und weitere Behandlungsführung beinhalten, denn in der gemeinsamen Traumaarbeit wird auch gemeinsam symbolisiert und mentalisiert. Damit ist auch der Beratende involviert und im Übrigen auch nicht mehr austauschbar (Varvin, 2000). Ich gehe bei dieser Intersubjektivität nicht davon aus, dass das Gegenüber per se sekundär traumatisiert wird, sondern das intersubjektive Feld selbst »traumatische Ladung« erfährt.

Zur grundlegenden Diskussion, ob die sekundäre Traumatisierung eine Krankheit ist, findet sich – um im Folgenden einen Blick in die Literatur zu werfen – in den (Pionier-)Arbeiten von Stamm (2002), dass sie der Formulierung einer Störung nicht von vornherein zustimmen würde. Für Stamm sind es die Kriterien, die damals im DSM-IV galten – das Erleben von *Hilflosigkeit, Angst oder Entsetzen* bei den Helfenden[29] –, die es erlauben, dem Traumatstress pathologische Qualität zuzusprechen. Stamm verwendet den »Begriff belastendes (oder stressverursachendes) Erlebnis (stressful experience) zur Bezeichnung der Person-Erlebnis-Interaktion im umfassendsten Sinne […], ohne daß dem Resultat damit zwangsläufig der Status einer Störung gegeben wird« (ebd., S. 28). Umso mehr überrascht es, dass das umfassende Herausgeberwerk den Titel »Sekundäre Trauma*störungen*« trägt.

Fakt ist, dass zahlreiche Studien insbesondere mit Einsatzkräften zu

28 In welcher Variante er sich aus dem Gefühl der Verantwortung im Sinne des Schweigen-Müssens als falsch interpretierter Schutz herauslöst, ist dann Gegenstand der Supervision und nach der Einleitung nächster Schritte – im Sinne einer Nach-Meldung an die Zuständigen der Bundesbahn – können sich beide, Betroffene und Peer, von dieser Situation erholen.

29 Genau auf diese subjektiven Kriterien zur Diagnosestellung einer posttraumatischen Belastungsstörung wurde aber im mittlerweile geltenden DSM-5 verzichtet (Falkai & Wittchen, 2018).

zwar unterschiedlichen, aber teils auch hohen Prävalenzraten arbeitsbedingter posttraumatischer Belastungsstörungen gelangen und sie somit als »wichtige Erkrankung, mit der viele Arbeitsmediziner konfrontiert sind«, bezeichnen (Skogstad et al., 2013). In der Zusammenschau vieler Studien, wie dies viele Arbeiten geleistet haben, fanden sich allerdings bislang Prozentangaben, die streuen: von 100 Prozent Belastungsfolgen bis keine (z. B. Shah et al., 2007). Es sei nochmals mit Hamburger daran erinnert, dass die posttraumatische Belastungsstörung die einzige Diagnose im DSM-5 ist, die durch ein äußeres Ereignis definiert ist, wobei dieses äußere Ereignis dort nur vage definiert bleibt und die Art des Traumas selbst keinen spezifizierenden Einfluss auf die Diagnose hat, sondern nur die berichtete Symptomatik (Hamburger, 2022a, S. 61). Folgt man wiederum Listen im DSM-5 zu möglichen Expositionen mit Trauma, auch im Rahmen der Ausübung beruflicher Tätigkeit, so sind diese von geringem klinischen Nutzen, denn es handelt sich um Ereignisse, die Helfende ohnehin laufend im Beruf erleben. Eine Mitthematisierung des Kontextes, wie in der Formulierung der sequenziellen Traumatisierung (Becker, 2006; Keilson, 2005 [1979]) oder des sozialen Traumas (Hamburger et al., 2022), würde vermutlich auch für die Formulierung der *Erkrankung* an einer sekundären Traumavariante aufschlussreicher sein als sich wiederholende Untersuchungen zu Prävalenzraten. Um auf die spezifische Form der Belastung durch die Arbeit mit Trauma innerhalb der jeweiligen Arbeitspraxen aufmerksam zu machen, erscheint mir jedenfalls die Pathologisierung mittels psychiatrischer Diagnosen eher ungünstig.

10.3 Sekundäres posttraumatisches Wachstum

»Wieso die Aporien der Arbeit mit Trauma auf sich laden?« wäre eine berechtigte Frage mit Blick auf all die damit verbundenen Herausforderungen, Belastungen und sogar Störungen, die damit einhergehen können. Die systematischen Arbeiten zum *posttraumatischen Wachstum* (vgl. Calhoun & Tedeschi, 2006) haben sich, nachdem sie immer wieder zu Kritik geführt haben, konzeptionell deutlich weiterentwickelt (vgl. Maercker & Zöllner, 2004). Jayawickreme und Blackie nennen das posttraumatische Wachstum in ihrer kritischen Neubewertung »[a] worthy idea poorly studied« (Jayawickreme & Blackie, 2016, S. 67). Begriffe wie *posttraumatic growth, stress related growth, perceived benefits, positive adjustment, thriving* oder *adversarial growth* finden sich in der Literatur zur Bezeichnung von Wachstums- und Veränderungsprozessen, die durch erlebte traumatische Brüche angeregt wurden (Linley & Joseph, 2004). Betont wird, dass persönliches Wachstum als Frucht des Ringens mit dem Trauma zu betrachten ist. Als Kernsatz kann gelten: »I am more vulnerable than I thought, but much stronger than ever imagined« (Calhoun & Tedeschi, 2006, S. 5). Es wird häufig formuliert, dass posttraumatische Wachstumsprozesse mehr Wertschätzung des Lebens, veränderte Prioritäten, ein angereichertes spirituelles Leben, eine höhere Bedeutsamkeit von interpersonellen Beziehungen und die stärkere Bewusstheit für die eigenen Stärken mit sich bringen.

Der Ansatz hat sich einige Kritik eingehandelt und wurde in der Formulierung verfeinert. So betonen Maercker und Zöllner (2004) das »Janusgesicht« des posttraumatischen Wachstums und beschreiben eine konstruktive selbsttranszendierende und eine selbsttäuschende illusorische Seite. Letzteres entspräche traumakompensatorischen Bemühungen im Sinne der Entwicklung naiver Theorien über die Heilung sowie der zukünftigen Vermeidung von Trauma (Fischer & Riedesser, 2009) und stünden eher im Dienste der Abwehr. Eng an die Forschung um posttraumatisches Wachstum sind allerdings auch Fragen von Bewältigung geknüpft. Copingprozessen wie Initiativen zur eigenen Weiterentwicklung *(self-enhancement)*, dem aktiven Suchen nach Lösungen, aber auch den dispositionalen Eigenschaften sowie den jeweiligen Persönlichkeitsstilen kommen eine wesentliche Rolle zu. Jayawickreme und Blackie (2016) betonen die Wichtigkeit des Entwickelns eines persönlichen Narratives für das Geschehene und Erlebte.

Viele Fragen in Hinblick auf posttraumatisches Wachstum sind nach wie vor offen. Da wäre zum einen die Frage nach dem Ereignis selbst, und zwar vor dem Hintergrund seiner »Durchschlagskraft« für das Individuum. Es finden sich Befunde, dass das Trauma ausreichend Schlagkraft im Sinne einer Erschütterung des Selbst- und Weltverständnisses (vgl. Janoff-Bulman, 2002; Linley & Joseph, 2004) besitzen muss bzw. es einer ausreichenden Disruption von Schemabeständen (Ogińska-Bulik et al., 2022) bedarf, um charakteristischerweise posttraumatisches Wachstum anzuregen. Ein Lernen aus einer Krise scheint hier also nicht gemeint. Die notwendige Durchschlagskraft eines traumatischen Ereignisses und somit, ob dieses zu Wachstum oder Abbau führt, ist nach wie vor eine offene Kategorie. Ob zerstörte Grundannahmen in Teilen wieder hergestellt oder insgesamt ganz neue gefunden werden müssen, ob es denn vor Belastungen langfristig schützen kann, ob es anhaltend wirkungsvoll bleibt, sind nur einige Fragen. Umgekehrt jedoch konnten Mangelsdorf et al. (2019) in einer sehr umfassenden Metaanalyse von über hundert Längsschnittstudien zum posttraumatischen Wachstum keine Belege finden, dass negative Lebensereignisse einen stärkeren Effekt auf das Wachstum ausüben als positive Ereignisse. Sie fanden kein wirkliches Wachstum für Komponenten wie Sinn und Spiritualität. Einzig stellten sie fest, dass der Selbstwert und das Gefühl der Meisterung sowohl nach positiven als auch nach negativen Ereignissen steigt. Berechtigterweise stellen sie ihre titelgebende Frage, ob denn Wachstum Leid erfordert: »Does growth require suffering?« (ebd., S. 302), wenn nicht nur negative Lebenserfahrungen, sondern auch ambivalente und positive Lebenserfahrungen zu persönlichem Wachstum führen.[30]

Mittlerweile ist das »Wachsen am Trauma« als Formulierung eines *sekundären posttraumatischen Wachstums* in Arbeits- und Berufspraxen angekommen. Bezeichnet werden hiermit positive Veränderungen in der Selbstwahrnehmung, der Beziehung zu anderen und der Lebensphilosophie, die aus einer indirekten Traumaexposition entstehen können (Ogińska-Bulik et al., 2022). Eine andere Bezeichnung wäre *vicarious posttraumatic growth* (Manning-Jones et al., 2015). Als wesentliche Unterscheidung zum Wachstum der primären Opfer gilt die – aus der Zugehörigkeit zu einer Profession gewonnene – Erkenntnis, dass die eigene Arbeit wertvoll sei (vgl. Manning-Jones et al., 2015; Ogińska-Bulik et al., 2022), wobei eher nur die primären Opfer *spirituell* zu wachsen scheinen, nicht aber die sekundären. Froman (2014) beklagt aber, dass die Erhebungsinstrumente insgesamt nach wie vor kaum in primär und sekundär unterscheiden.

Insbesondere bei beruflicher Exposition mit dem Trauma anderer müssen vermutlich noch viel mehr Aspekte miteinbezogen werden. Die

30 Eine Gefahr sähe ich allerdings auch noch in der Debatte um posttraumatisches Wachstum. Es ist die, dass damit die Fragen nach der individuellen Resilienzausstattung mit aufgerufen ist. Es liegt eine Reihe an Befunden vor, dass eine hohe salutogenetische Orientierung eines Individuums dieses vor länger anhaltenden Traumafolgen schützt (vgl. Antonovsky, 1997; Ortlepp & Friedman, 2002; Andreatta, 2012a). Diese Diskussion um persönliche Resilienz war aber bereits in der Vergangenheit eine fatale. Eissler (1984) hat für seine Kritik an der Konstitutionsdebatte den eindrucksvollen Titel »Die Ermordung von wievielen seiner Kinder muß ein Mensch ertragen können, um einen normale Konstitution zu haben?« gewählt. In diesem Beitrag über den Umgang mit Individuen nach der Erfahrung extremen Leids und über ihre Fähigkeit zu dessen Bewältigung in der Praxis betont er, dass Trauma und Traumfolgen nicht zu individualisieren seien.

Zuschreibung der Ursachen für die eigene Belastung, die Bewertung des subjektiven Erlebens sowie der Folgen wie beispielsweise intrusives Wiedererleben (Steil & Ehlers, 2000), Fragen der Einmaligkeit gegenüber Mehrmaligkeit (Stichwort: Akkumulation), aber auch Faktoren wie Personalmangel (Măirean, 2016) sind zu bedenken. Außerdem sind Formen von Unterstützung verschiedentlich wirksam: So gilt insbesondere bei anhaltendem Traumastress die familiäre Unterstützung als hilfreicher als die aus dem Arbeitsumfeld (Gurowiec et al., 2022).

Trotz der Schwierigkeiten in der Erhebung von und der Diskussion um sekundäres posttraumatisches Wachstum ist es gerade in den jeweiligen Arbeits- und Berufspraxen auffallend, dass die persönliche Bedeutung und Sinnstiftung der Tätigkeiten hervorgehoben wird. Sinn bzw. Sinnstiftung ist die wichtigste Komponente des Kohärenzsinns in der salutogenetischen Sichtweise von Antonovsky (1997). Betont wird diese in sehr vielen mir bekannten und eigenen Tätigkeitsfeldern, mittlerweile vordergründig in der Supervisionsarbeit von Krisenteams, von Notfallinterventionsteams, von Helfer:innen bei Ärzte ohne Grenzen, von Freiweilligen in der Arbeit mit Geflüchteten. Hier wird insbesondere eine größere Wertschätzung von Menschen insgesamt und Beziehungen zu anderen Kulturen genannt (Rohrer & Andreatta, 2021), auch seitens Mitarbeiter:innen im Strafvollzug in der Täterarbeit – hier insbesondere auch »vertiefte[] Kenntnis des Menschen und der Gesellschaft selbst« (Rohrer et al., i. Vorb.). Cohen und Collens (2013) untersuchen das Konzept des *vicarious posttraumatic growth* und Craig und Sprang (2010) formulieren die *compassion satisfaction* gegenüber der *compassion fatigue* als Freude, die aus effektiv geschaffter Tätigkeit gewonnen werden kann. Besonders in der Freiwilligenarbeit und in der Katastrophenarbeit liegt Potenzial für Bedeutungsgebung und Sinnstiftung.

10.4 Gedankensplitter: Posttraumatisches Wachstum oder Bildungsprozess?

Um die im Vorhergehenden geführte Debatte zur sekundären Traumatisierung als Krankheit sowie zum posttraumatischen Wachstum nochmals auf eine andere Ebene zu führen, möchte ich einen bildungstheoretischen Gedanken einflechten. Während das posttraumatische Wachstum eine als *positiv* wahrgenommene Veränderung infolge der Auseinandersetzung mit einem

Trauma beschreibt (Calhoun & Tedeschi, 2006), sind Bildungsprozesse als Lernentwicklungen in ihrer Veränderungsrichtung eher offen gehalten.

Die Verbindung zwischen traumatischen Prozessen und Bildungsprozessen möchte ich über die sich verändernden Selbst- und Weltbezüge herstellen. Zur Erläuterung hierfür nochmals ein kurzer Rückgriff auf die Definition von Trauma bei Fischer und Riedesser. Es heißt es dort, dass dieses »eine dauerhafte Erschütterung von Selbst- und Weltverständnis bewirkt« (Fischer & Riedesser, 2009, S. 84). Das Selbst- und Welt*verständnis* einer Person wird mit Blick auf den *Verständnis*begriff in Anlehnung an das hermeneutische *Verstehen* einen Prozess der systematischen Interpretation eines bedeutungshaltigen Gegenstandes – hier das Selbst und die Welt – meinen. Das bislang wirksame Interpretieren muss infolge der Traumatisierung als nachhaltig erschüttert gelten.

Für die sekundäre Traumatisierung möchte ich nun einen Bildungsbegriff bemühen. Bildung wird als grundlegender Transformationsprozess verstanden, in dem das Welt- und Selbst*verhältnis* eines Subjekts durch die Konfrontation mit neuartigen Problemlagen eine grundlegende Veränderung erfährt (Koller, 2018). Mit dem *Verhältnis*begriff ist die Beziehung bzw. die Bezogenheit angesprochen und damit in unserem Kontext der Bezug zu sich selbst und zur Welt. Im Mittelpunkt steht die soziale Bedingtheit von Bildungsprozessen. Lerneffekte umfassen dabei den kumulative Erwerb von Fähigkeiten; steht jedoch der Selbst- und Weltbezug des Subjektes zur Disposition, bilden sich über Änderung der Prozesse der Wahrnehmung, der Deutung und der Verarbeitung neue Ordnungen, und das meint Bildung (Koller, 2018; Marotzki, 1990). Orientierungslosigkeit und Scheitern sind Katalysatoren für Lern- und Bildungsprozesse, individuelle Krisenerfahrungen sind hier mitzudenken (Kilb, 2006; Große, 2008).

Die transformierende Eigenschaft der Bildungsprozesse ist nicht per se auf positiv oder negativ ausgerichtet und erscheint mir weniger anfällig für (trauma-)kompensatorische Annahmen zur Stimulation von Wachstum, sondern ich würde in dieser Formulierung eher die Leistung einer Anpassung an (auch schwierigere) Gegebenheiten anerkennen. Reflexion über die Wahrnehmung der Wirklichkeit durch die sich wandelnde Person wäre die erste Bedingung für einen Bildungsprozess im Sinne der Veränderung des *Verhältnisses* eines Menschen zur Welt, und die zweite wäre dann die Sicht des Subjektes auf sich selbst, wobei Welt- und Selbstbezug ein dialektisches Zentrum von Bildungsprozessen darstellen (Marotzki, 1990, S. 41). Bildungsprozesse umfassen die Erkenntnis, dass die Wirklichkeit als

Weltbezug subjektiver Konstruktion unterliegt, die keinesfalls alternativlos wäre. Die Alternativen anzuerkennen – und sich damit zu bilden – ist erschwert durch die menschliche Tendenz Muster von Welterfahrung, die bereits früh erlernt sind, zu wiederholen. Der bildungstheoretische Ansatz verdeutlicht die Verbindung von Bildungsprozessen mit der Veränderung der Selbst- und Weltbezüge und leistet damit einen Beitrag zur Erklärung der Bewältigung von kritischen Lebensereignissen.

Es ist davon auszugehen, dass die Arbeit mit Trauma, trotz der damit verbundenen Aporien, ein großes Potenzial für Bildungsprozesse beherbergt, gerade auch dadurch, dass sie eine Traumakonfrontation sozusagen zweiter Ordnung darstellt. Ich würde sogar betonen wollen, dass es angesichts der Vielzahl an Konfrontationen mit Gewalt, Rassismus, Hass und mittlerweile beinahe ununterbrochenen kriegerischen Auseinandersetzungen gar keine andere Wahl mehr gibt, als die Arbeit mit Trauma als Transformation im Denken und Handeln zu akzeptieren und sie auch als hoch bildungsrelevant einzuschätzen.

Wenn infolge veränderter Selbst- und Welt*verhältnisse* auch neue Ordnungen in unserer Bezogenheit auf andere geschaffen sind, könnte dies mit Assmann verstanden werden als ein Nicht-nur-für-sich-Stehen, denn »Leben bedeutet Teilhabe, eingebunden in soziale Bezüge und von Mitmenschen umgeben zu sein« (Assmann, 2018, S. 80). Dies formuliert sie im Übrigen als Menschenpflicht und beruft sich – in ihrer Frage, wie wir miteinander umgehen – auf die Regeln für ein gutes Zusammenleben aus der altägyptischen Weisheit wie »Lindere den Schmerz der Leidenden« (ebd., S. 33). In Bezug auf Trauma und Gesellschaft ist auch noch zu leisten, dass Trauma*sensibilität* und Trauma*informiertheit* in relevanten Institutionen und damit auch Bildungseinrichtungen entsprechend Raum finden, damit die zu enge klinische Perspektiven auf Trauma erweitert und exkludierende Dichotomien von (klinisch relevant) traumatisiert versus nicht traumatisiert überwunden werden.

10.5 Ein Vorschlag zur Kultivierung einer Haltung: Raum – Präsenz – Körper

Für einen Vorschlag zur (Arbeits-)Haltung in einem Feld, in dem Handlung manchmal unterrepräsentiert sein muss, möchte ich nochmals kurz auf die Rolle der Empathie in der Arbeit mit Trauma zu sprechen kommen.

Sehen die einen sie als größtes Risiko für eine sekundäre Traumatisierung (Figley, 1995; 2002b; Daniels, 2008), erkennen andere hierin nicht deren Quelle (Barwinski, 2021). Vorausgesetzt wird bei Ersteren aber meist, dass Empathie einfach als natürliche Gegebenheit vorhanden *ist* und wie ein »Mitbringsel« in die Tätigkeit eingebracht wird. Um die Entwicklung sowie Kultivierung der Eigenschaft Empathisch-Sein in den Blick zu nehmen, greife ich auf Assmann zurück. Sie schreibt, dass

> »Empathie keine stabile Ressource [ist]. Sie ist ein dünnes Band, das leicht zerreißt, wobei Vertrautheit plötzlich in Fremdheit umschlagen kann. Sie ist immer auf Imagination angewiesen, aber diese muss entwickelt und kultiviert werden, wenn sie eine ethische Dimension gewinnen soll. Aber Empathie ist auch steigerbar und entwicklungsfähig« (Assmann, 2018, S. 163).

Assmann beschreibt infolge die Reifung der Empathiefähigkeit in entsprechenden Stufen. Sie beginnt bei der emotionalen Ansteckung, geht weiter zum Verstehen anderer *(theory of mind)*, formuliert die Stufen der Sympathie und der Perspektivenübernahme bis hin zu der Entwicklung von Verantwortung als reife Form der Empathie (ebd., S. 164). Empathie muss also kultiviert werden.

Der Gedanke der *Kultivierung* einer Eigenschaft oder Haltung zur Arbeit mit Trauma sei hier weiterverfolgt. Kultivieren bedeutet neben anderem ein Zurverfügungstellen von Bedingungen, die ein Werden ermöglichen. In der Arbeit in Kriegskontexten mit massiven Formen der Traumatisierung gelingt *therapeutische Technik* oftmals nicht mehr – zumindest mir nicht. Zu viele Unwägbarkeiten und Aspekte verunmöglichen oder widersprechen gar der Implementierung westlicher therapeutischer Techniken angesichts Trauma. Eine Grundhaltung, mehr noch Grundorientierung für die Arbeit zu finden und zu kultivieren, galt es für mich, und sie sei hier vorgestellt.

Ich bezeichne die Grundhaltung mit drei Qualitäten in ihrem Zusammenspiel als »Raum – Präsenz – Körper«. Die Haltung ist empathisch, aber auch unempathisch, sie ist verbindend, aber auch trennend (distanzierend).

Zur Haltung einführend zuerst eine Fallvignette, in der ich mit einem Kind im Flüchtlingslager in Sri Lanka, wenige Monate nach Ende der letzten Massaker im Bürgerkrieg, konfrontiert bin:

> Kosmenion ist neun. Er hat den Tod beider Eltern in einem Angriff auf sein Dorf miterlebt. Darüber werde ich im Vorfeld informiert. Der Kleine ist aufgeweckt, der Fußball – eines der wenigen Utensilien, die mir zur Verfügung stehen – findet große Aufmerksamkeit. Ich nehme mir vor, mit dem Jungen zu spielen, ihn aber nicht mit Fragen zu konfrontieren. Letztlich finden wir über ein Spiel, in dem er ein Arzt ist und ich seine Assistentin bin, zum Thema. Er erklärt mir, unter was »unsere« Patient:innen leiden und worin die Heilung liege. So gehen wir eine gesamte Warteliste von Patient:innen durch und sprechen über ihre Verwundungen und Krankheiten. Als ich ihn frage, warum er ein so guter Arzt ist und wie man das wird, haben wir doch die Brücke zu den Ereignissen geschlagen. Kosmenion berichtet […] vom *shelling* (Granatenbeschuss) seiner Mutter. Er tut dies mit wenig Emotion, aber großer Beklemmung und hastig. »I was in the bunker[31]. I cried. My little sister did too. It was loud.«[32] Dann war auch der Vater getroffen. Kosmenion rannte zu ihm hin und sah den schwerverletzten Vater. Hier bricht er die Erzählung ab. Ich frage Kosmenion, was er weiter gemacht hat. Er sagt weiter: »I ran to find a piece of clothes to put a pillow under his head«. Ich frage, ob der Vater etwas gesagt habe oder geschrien habe. Da sagt er: »Yes! He said: Your mother just died and soon you will lose me, so run. Run!« Er hat daraufhin seine kleine Schwester an die Hand genommen und ist mit ihr losgerannt.

In der Unerträglichkeit in der Konfrontation mit diesem Kind, das vor mir mit diesem Fußball sitzt, muss ich erstarren und erlebe dann selbst den Drang loszurennen, hinauszurennen aus dieser Behandlungsbaracke und davonzurennen aus diesem Flüchtlingslager und von dieser Insel, die nur ein weiterer Beleg für Leid und Krieg ist, auf der ich seit Monaten nichts anderes vermag als Traumageschichte um Traumageschichte »aufzusammeln«.

Wenn ich von »Raum – Präsenz – Körper« schreibe, dann meine ich Qualitäten, die nicht zu erschaffen, sondern vorhanden sind, »da« und damit (insbesondere in der Not) erinnerbar und kultivierbar.

31 Bunker bedeutet in diesem Fall Gräben in der Erde, teils offen, teils mit Brettern bedeckt, die vor Einschlägen schützen sollen, häufig aber wenig Schutz bieten.

32 Der Junge spricht Tamilisch und ich bitte die Übersetzer jeweils sehr wörtlich und in kurzen Eins-zu-eins-Sequenzen zu übersetzen.

Raum umfasst bei Weitem nicht nur die Gestaltung eines Settings und damit Ortes. Mit Winnicott (1991) wäre Raum als Übergangsraum zu denken, der als Denkraum – und damit Fantasie – vor überwältigender Wirklichkeit zu schützen vermag. Ich möchte mit dem Begriff des Raumes darüber hinaus gehen. Mit Rosa (2019) wäre ein Resonanzraum zu denken. Anknüpfend an Bion könnte man Raum als Offenheit zu einem form- und gestaltlosen Unbekannten (»Faith-in-O«) denken, dem mit einer therapeutischen Haltung der Negativität zu begegnen wäre, das heißt einer Toleranz für Ungewissheit und Nichtwissen (Bion, 2006 [1970], S. 143f.). Vielleicht ließe sich mit buddhistisch geprägter Denk- und Sprachweise Raum – die anderen genannten Raum-Qualitäten integrierend – beschreiben als nichts zu Schaffendes und nichts Anzubietendes, als etwas grundlegend Offenes, wie eine Art zeitloser Behälter, in dem die Dinge erscheinen und wieder verschwinden, und jedenfalls schwer sprachlich-kategorial festzumachen sind. Möglicherweise kann ich es mit Tsoknyi Rinpoche formulieren: »[…] this particular practise involves resting our awareness in […] ›space‹« (Tsoknyi Rinpoche, 2012, S. 176), wenn er über Offenheit und Raum schreibt. Und vielleicht kann dies noch deutlicher werden mit der Formulierung von Tarthang Tulku:

> »Die winzigen Regionen des Raums, die wir bewohnen, und die festen undurchsichtigen Flächen, die solche Räume (zu denen wir selbst und alle anderen Dinge gehören) definieren, sind ihrem Wesen nach weder einengend noch enttäuschend. Sie sind in gewisser Hinsicht ›Raum‹, und dieser ›Raum‹ ist eine offene und befreiende Dimension. Es gehört zu unserem einzigartigen Erbe als menschliche Wesen, daß wir zu dieser Dimension Zugang haben« (Tulku, 1986, S. 95).

Die Schilderungen und wiedererlebten Erfahrungen haben in ihrer Gegenwärtigkeit etwas Überwältigendes und damit nehme ich zum Raum die *Präsenz* hinzu. Nie wurde mir, trotz langjähriger Erfahrungen in der Trauma- und Katastrophenarbeit, die Entfaltung des pathogenetischen Momentes von Traumatisierungen so veranschaulicht und deutlich wie in den Baracken des Flüchtlingslagers in meinem ersten Auslandseinsatz in Sri Lanka. Die Wucht der Erfahrung des Todes bricht in den gemeinsamen Raum ein. Diese (Mit-)Betroffenheit »zieht« die Therapeut:in in die Gegenwärtigkeit und Unmittelbarkeit der Geschehnisse, beansprucht kein Selbsterleben, aber ein gegenwärtiges Mit-Erleben und damit bleibt gleichzeitig die Abstandsperspektive ermöglicht. Die Verschränkung beider – Betroffenheits- und Abstandsperspektive – betrachte ich als Dialektik. Diese Dialektik ermöglicht meines Erachtens einen Zustand im Gegenüber, also dem/der Therapeut:in, den ich hier nicht besser als mit dem Begriff »Präsenz« bezeichnen kann. Damit ist ein Zustand des umfänglichen Da- und Gegenwärtigseins und vor allem der »Wachheit« gegeben. In diesem Zustand ist kein therapeutisches Manual gefordert, sondern die Kapazität »fachlich ganz Mensch zu sein«. Momente der Präsenz sind leicht, entbehren aber oftmals nicht einer Verdichtung. Diese Verdichtung erinnert an die Beschreibung des Gegenwartsmoments von Stern (2005). In ihrer Unberechenbarkeit sind Gegenwartsmomente in der Beratung und Therapie situativ »aufgeladen«. Sie beherbergen die Kostbarkeit des Gelingens therapeutischer Beziehung und ermöglichen Veränderung, indem sie unmittelbar aufgegriffen, beantwortet und damit nicht verpasst werden. Im Zustand der Präsenz, im Präsent- und Gegenwärtig-Sein in einem Raum der Offenheit sind weniger konzeptionelle Strategien gefordert als ein Hören in die Unfassbarkeit, in den Schrecken und in den sie umgebenden Raum *hinein*. In dieser Situation wird beispielsweise auch die eigene Ohnmacht anerkannt und dem Gegenüber gleichzeitig Kraft zuerkannt (Becker, 2006) – im Übrigen nicht selten *der* Wendepunkt für weitere Entwicklungen.

In jedem Fall aber, ob – um sehr naheliegende Konzepte nochmals aufzugreifen – im Gegenwartsmoment die therapeutische Beziehung verdichtet (Stern, 2005) ist, in O[33] vertraut (Bion, 2006 [1970]) wird, im Raum gewohnt (Tsoknyi Rinpoche, 2012), der weder einengend noch enttäuschend ist (Tulku, 1986), oder in den Baracken in einem Flüchtlingslager gehockt wird, kann der Moment der traumatischen Schilderung, der traumatischen Verkettung, Verknotung, der Entfaltung des Schreckens und des Todes, wenn überhaupt, meiner Meinung nach nur bezeugt und im Raum der Präsenz gehalten werden. Kultiviert werden muss das (Im-)Raum-Halten und das Im-Zustand-der-Präsenz-Halten.

Zu Raum und Präsenz möchte ich nun den *Körper* hinzunehmen, und dies in zweierlei Hinsicht: zum einen, um der eigenen Präsenz »Substanz« zu geben, und zum anderen, um Aufschluss über traumatische Re-

33 Es würde hier zu weit gehen Bions O weiter einzuführen, auch sind meine Gedanken dahingehend, ob O in der von mir eingebauten Weise konsequent zu denken ist, noch nicht ausgereift, aber ich glaube schon, zumindest in einigen Strängen.

aktionen der Betroffenen im Sinne »körperlicher Gegenübertragung« zu erlangen. Den ursprünglichen psychobiologischen traumatischen Akutreaktionen *fight*, *flight* und *freeze* kann man sich in Beratung und Therapie nicht entziehen. Das eigene Erleben umfasst, ausgelöst durch die Schilderungen und Übertragung, zu erstarren, rennen zu wollen usw. Die Anspannung ist körperlich. Möglicherweise sind die Handlungsimpulse in diesen Situationen den primären Traumareaktionen Betroffener unverwandt und finden ihre Entsprechungen in der Gegenübertragungsreaktion bei Traumatisierungen. Im Erleben von Gefühlen der Hilflosigkeit, des Erstarrens, von Resignation oder des sich aufbäumenden Zorns und bei dem Impuls davonrennen zu wollen ist man dann auch körperlich mit dabei. Wenn Individuen den massiven Kontrollverlust und aggressive Formen von Tod in sich tragen (müssen), braucht es auch eine Haltung, die Symbolisierung des Schreckens ermöglicht (Becker, 2006; Barwinski, 2021). Wenn Symbolisierungsprozesse in *Räumen* stattfinden, dann möchte ich in diesem Raum den Körper wissen. Denn dadurch entsteht die Möglichkeit in der Arbeit mit Trauma nicht nur »ins Biologische hinein« Traumatisierung bzw. Gegenübertragung wahrzunehmen, sondern auch die Möglichkeit »Substanz« zu haben und zu be-halten. Mit anderen Worten, wo (psychophysiologisch) zu dissoziieren wäre, kann »physisch substanziell« geblieben werden. Emotionsüberflutung, Impulsen, Angriffen und Ähnlichem kann die eigene körperliche und damit lebendige Substanz »entgegengehalten« werden und auf dieser Ebene ist es möglich zu bleiben, zu regulieren, zu ertragen und zumindest »sich selbst« zu trösten.

Wenn zu den »therapeutischen Wirkfaktoren« das Zuhören, Ertragen, Anerkennen, Würdigen und Bezeugen zählen, dann möchte ich dies in entsprechendem Raum, in jeweiliger Präsenz und durch das eigene Körpersein unterstützt wissen. An dieser Stelle möchte ich nochmals Becker zitieren:

> »Wer sich den Schilderungen von Folter aussetzt, muss sich der damit verbundenen Verantwortung gegenüber den betroffenen Menschen bewusst sein. Das Erinnern und Sprechen über in der Vergangenheit erlittene Traumatisierungen bedeutet diese ein Stück weit in die Gegenwart zu transferieren. In der Folter erlittene Schmerzen und Gefühle der Angst, des Grauens, der Verzweiflung werden aktualisiert. […] Und: [Die Haltung des Therapeuten] muss die Bereitschaft einschließen, den Preis für die notwendige, aber zu große Nähe zu bezahlen« (Becker, 2006, S. 50f.).

In der von mir vorgeschlagenen Haltung finde ich keine übertriebene Distanzierung, jedoch auch die schuldfreie Anerkennung dessen, von derart katastrophalem Unheil selbst bislang verschont geblieben zu sein.

11 Schutz und Hilfestellungen für mit Trauma Arbeitende

Benjamin Ferencz, der bereits in der Einleitung dieses Buches als Chefankläger der Nürnberger Prozesse vorgestellt wurde, schreibt in seinem 2020 erschienen Buch, das er als Hundertjähriger[34] geschrieben hat:

> »Mein Ruhm und meine Beliebtheit in Nürnberg beruhten nicht darauf, dass ich die Anklage beim größten Mordprozess aller Zeiten in kürzest möglicher Zeit abschloss, sondern allein auf meiner geheimnisvollen Fähigkeit, unbegrenzt Freibier für alle Juristen und Freunde zu beschaffen« (Ferencz, 2020, S. 157).

In dieser Offenlegung finden sich gleich zwei Hinweise zum Überleben der Arbeit mit Trauma: Der eine deutet darauf hin, für sozialen Austausch und Kooperation im Betätigungsfeld zu sorgen, und der andere darauf, auf ausreichend Ausgleich und (sinnliche) Selbstfürsorge zu achten. Im Übrigen zeigt sich beim hundertjährigen Ferencz damit eine Haltung, die weder auf Überidentifizierung noch auf einen ausgeprägten *Narzissmus der Rettenden* schließen lässt. Damit klingt bereits eine ganze Reihe von Haltungen wider die sekundäre Traumatisierung sowie von Varianten der Unterstützung an.

Im abschließenden Kapitel dieses Buches wird darauf Wert gelegt zu beschreiben, wie sich Organisationen und Individuen auf die Aporien der Arbeit mit Trauma vorbereiten können und, wenn es nicht immer präventiv gelinget, wie *peritraumatisch* oder im Nachhinein die Auswirkungen minimierbar sind.

Ein großer Teil davon ist es, entsprechende Information und Strukturen

34 Der Titel des Buches lautet: *Sag immer Deine Wahrheit – Was mich 100 Jahre Leben gelehrt haben.*

bereitzustellen und einzupflegen und betrifft die Ausbildungs- und Organisationskultur selbst. Dies kann – trotz der oftmals eingeklagten Zeit- und Personalressourcen – gelingen, wie beispielsweise die in den letzten Jahren zu verzeichnende Zunahme der Installierung von Peer-Support-Systemen zeigt. Letztere werden im Folgenden ebenso in den Blick genommen wie die supervisorische Arbeit mit Gruppen. Individuelle Reflexion und individueller Schutz zur Vorbeugung oder Erholung von Traumastress sind ebenso ein wesentlicher Teil der Hilfestellung und werden im letzten Teil dieser Arbeit behandelt.

11.1 (Aus-)Bildungs- und Organisationskulturen und die Idee des Peer-Supports

Einrichtungen und Organisationen können mit einer ganzen Reihe von Überlegungen und Maßnahmen auf die Arbeit mit Trauma vorbereiten bzw. diese unterstützen. Allem voran seien Aus- und Fortbildungen genannt, die auch auf die Spezifika sekundärer Traumatisierung als Variante beruflicher Belastung hinweisen. Skogstad et al. (2013) ermittelten drei Ansatzpunkte zur Minimierung der psychischen Belastung durch die Arbeit mit Trauma: (1) die Auswahl der Mitarbeitenden, (2) Trainings zur Stressbewältigung und Frühinterventionen sowie (3) Nachbetreuung nach kritischen Ereignissen und Maßnahmen, die Zugänge zu Supervision und Intervision schaffen. Personalmangel, Überstunden, Arbeitsüberlastung und Unterbesetzung sind zwar insgesamt schlechte Ratgeber für den Schutz vor sekundärer Traumatisierung und Burn-out, müsste aber keinesfalls das Schaffen entsprechender Strukturen der Unterstützung durch die Organisation gänzlich verhindern.

Jegodtka (2016) hat aus systemischer Perspektive beschrieben, was Organisationen – insbesondere in der Arbeit mit soziopolitscher Traumatisierung –, aber auch Fachpersonen im Tätigkeitsbereich der Traumapädagogik tun können, um traumainformierte und traumasensible Arbeitskulturen zu schaffen. Dabei nimmt sie die zentralen Traumawirkungen – Fragmentierung durch Gewalt, Entmachtung *(disempowerment)* und dadurch Handlungsunfähigkeit, Entstehung von destruktiven Problemkreisläufen und ethische Korrumpierung von sozialen Werten – in den Fokus. Sie empfiehlt Organisationskulturen, die zur Unterstützung von Prozessen der »Selbstbemächtigung« der Fachleute beitragen. Außerdem plädiert sie für die Partizipation an wesentlichen Inhalten und Entscheidungen sowie für die Initiierung von Prozessen, die dazu beitragen, dass auf institutioneller Ebene eine respektvolle Kommunikation etabliert wird. Nicht zuletzt spricht sie sich für die Reflexion konflikthafter Teamdynamiken aus, die als Ausdruck traumatischer Prozesse in traumadeterminierten Organisationen gelten können, sowie für die Auseinandersetzung mit gemeinsam getragenen Werten und Zielen der Arbeit (ebd., S. 146–149). Auch in der Arbeit von Frey (2007) sowie Lansen (2002) wird ausführlich auf die Belastungen der Traumaarbeit bei schwerer Traumatisierung für gesamte Teams hingewiesen und empfohlen, entsprechende Dynamiken in den Blick zu nehmen.

Organisationen, die im weiteren Sinne Einsätze durchführen oder koordinieren, aber auch Einrichtungen, die überwiegend im Feld der Typ-I-Traumatisierung tätig sind, können ihrem Fachpersonal Vorbereitungen als *mission preparation*, Unterstützung während der Einsätze bzw. im Verlauf als *on scene support* und nach Ende der Einsätze *debriefings* anbieten. Auch wenn die Debriefing-Debatte für einige Jahre für Kontroversen und die Methoden zu Aufruhr geführt haben (vgl. Beck et al., 2007), haben sie sich mittlerweile als unerlässlicher Bestandteil der Vorbereitung sowie Nachsorge gezeigt, wenn sie entsprechend differenziert angewandt und auf die jeweilige, möglichst homogene, Fachgruppe zugeschnitten werden. Aus Auslandseinsätzen Rückkehrende sollen Formate vorfinden, die die Integration des Erlebten ebenso unterstützen wie das Wiederaufgreifen eigener Alltagsstrukturen.

Zu den On-scene-Angeboten – als Unterstützungsvarianten »während des laufenden Geschehens« – in Zeiten emotional intensiven Erlebens des Fachpersonals sollte die supervisorische Begleitung vor allem auf Handlungskontrolle und Handlungsfähigkeit zielen. Im Zentrum stünde weniger die »Aufarbeitung« als vielmehr das Ermöglichen von Distanz und Erholung sowie das Angebot eines möglichst frühzeitig einsetzenden Bedeutungsmanagements. Supervisionen von Gruppen mit selbstreflexiven Anteilen sind bei größeren Ereignissen wie komplexen Schadensereignissen oder bei stärkerer Belastungen erst nach zeitlicher Distanz, wenn eine erste körperliche Erholung eintreten konnte, zu empfehlen. Der Hintergrund zu dieser Empfehlung beruht auf der Erfahrung, dass zu frühe Konfrontation mit den belastenden Inhalten die Fachkräfte überwältigen und das Gefühl der Handlungsfähigkeit außer Kraft setzen kann, umgekehrt aber nach kurzer Distanzierung und körperlicher Erholung wesentlich besser

»vertragen« wird. Das Ziel von Gruppenmaßnahmen dieser Art geht in zwei Richtungen: (1) das Screening von Belastungsreaktionen im Sinne der Entwicklung und Aufrechterhaltung einer posttraumatischen Belastungsstörung und die Weitervermittllung von stärker belasteten Fachkräften zu vertiefenderen Maßnahmen sowie (2) die Ermöglichung der Regulierung der Belastungsreaktionen.

On remote sind Varianten der Unterstützung, die sich per Video- oder Telefonkonferenz anbieten. Hier sind der Vertrauensaufbau und die Kontinuität im Angebot besonders wichtig und Gespräche sollten zum einen sehr bedarfsorientiert angeboten und zum anderen proaktiv vorgeschlagen werden. Denn Traumaarbeit bewirkt oft Einsamkeit und Isolation, sodass es häufig wirksamer ist, von einer unterstützenden Person kontaktiert zu werden, als selbst initiativ werden zu müssen. Mitunter sind diese Angebote auch für Betroffene primärer Traumatisierung, zum Beispiel bei hohem Gefährdungspotenzial und vor allem im Kontext von Krieg, hilfreich. Besonders häufig werden solche Initiativen im aktuell statthabenden Angriffskrieg auf die Ukraine durchgeführt, was allerdings noch wenig untersucht ist.

Mit Blick auf die Begleitung von ehrenamtlichen Diensten gilt es einiges zu berücksichtigen. Es fehlt bei vielen ehrenamtlich durchgeführten Arbeitspraxen keinesfalls an hohem Verantwortungsgefühl, ausgeprägter Motivation und Empathie, gerade diese Qualitäten schützen jedoch nicht vor sekundärer Traumatisierung. Die mangelnde soziale Unterstützung durch die Organisation zählt zu den am häufigsten eingeklagten Aspekten ehrenamtlicher Tätigkeit im Bereich von Trauma (Andreatta & Mitterhofer, 2016). Ausbildungsmodule über Trauma und seine Wirkungen, Information oder Schulungen zu eigenen Belastungsreaktionen nach Tätigkeit bzw. Einsätzen existieren oftmals gar nicht. Präventive Maßnahmen gegen sekundäre Traumatisierung gäbe es aber auf organisationaler Ebene durchaus: Information über Traumawirkung und eigene mögliche sekundäre Traumatisierungen, den Umgang mit Nähe und Distanz, kulturspezifisches Verhalten, die Problematik der Weitergabe von eigenen Telefonnummern, die Dauer einer Begleitung und Betreuung. Die Erfahrung mit Ehrenamtlichen im Fluchtbereich zeigen leider, dass Ehrenamtliche sehr oft Angst vor dem Umgang mit Trauma äußern, wobei die Sorge eine Retraumatisierung zu bewirken ebenso genannt sei wie die Angst zuzuhören. Ängstliche Distanzierung oder Überengagement, Halbwissen, ungenutzte Expertisen bei gleichzeitiger Gefahr der Orientierungslosigkeit sind die Folge. Gerade das Arbeiten zu zweit erweist sich als großer Schutz vor Sekundärtrauma.

Ein weiterer Zugang zur Unterstützung der Mitarbeitenden ist die Installation eines Peer-Supports. Die Kolleg:innenhilfe hat sich in den letzten Jahren stark auf viele unterschiedliche Einsatz- und Praxisfelder ausgeweitet. Waren noch vor einigen Jahren die Peer-Support-Systeme vorwiegend in der Einsatznachsorge insbesondere im Bereich der unterschiedlichen Einsatzorganisationen zu finden (vgl. Krampl, 2022), haben sich die Wirkungsbereiche mittlerweile auf viele Kontexte ausgeweitet, beispielsweise im Gesundheitswesen insbesondere auf die Intensivpflege, aber auch auf den öffentlichen Verkehr (Bundesbahnen, Verkehrsbetriebe) oder die Täterarbeit im Strafvollzug. Gemeinsames Ziel ist die unmittelbare psychische erste Hilfe und Begleitung nach kritischen Vorfällen. Gemeinsam ist den meisten Praxisfeldern, dass speziell ausgebildete Peers als Ansprechpartner:innen und Kurzzeitintervenierende zur Verfügung stehen. Dies erfordert ein entsprechendes von der Organisation getragenes Meldesystem. Neben einem Screening der emotionalen Belastung wird eine Eingrenzung des berufsbedingten Traumastresses niederschwellig adressiert und eine etwaig erforderliche Weitervermittlung gemeinsam geplant. Die Erfahrung aus meiner Ausbildungs- und Supervisionsfunktion (unter anderem bei Kriseninterventionsteams, der Notfallintervention der Österreichischen Bundesbahn, im Strafvollzug, bei Rettungsdiensten, bei Ärzte ohne Grenzen und einst bei Richtern) zeigt, dass dabei einige zentrale Aspekte zu berücksichtigen sind: (1) die entsprechende Auswahl möglicher Peers, (2) die Notwendigkeit, dass die Organisation Ressourcen und ein Meldesystem zur Verfügung stellt, und (3) die Möglichkeiten und Grenzen von Peer-Support bereits in den Aus- und Fortbildungen zu adressieren und sie laufend zu supervidieren bzw. gegebenenfalls anzuleiten.

Die Akzeptanz solcher Einrichtungen bzw. die der Peers ist meist sehr hoch und liegt auf der Hand: Es gibt eine einfach herzustellende gemeinsame Verständigungsebene und eine Kenntnis des Praxisfeldes. Dies bedeutet aber auch, dass es oftmals an entsprechender Distanzierung fehlt, Identifikation mit dem Gegenüber liegt nahe und eigene frühere Vorfälle und kritische Ereignisse spielen ins Betreuungsfeld. Mitunter ist der Abschluss einer Nachsorgesequenz nicht immer klar zu markieren (vgl. für einen Überblick Lasogga & Gasch, 2011). Nicht zuletzt wird einem Peer aber auch immer vor Augen geführt, was – auch ihm – geschehen könnte, und dadurch bleibt auch er mitunter an belastenden Thematiken »hängen«.

Abschließend sei festgehalten, dass mittlerweile auch viele Richtlinien zur Unterstützung Mitarbeitender in verschiedenen Organisationen online verfügbar[35] sind, weshalb hier auf die entsprechende Anführung der einzelnen Online-Zugänge verzichtet werden kann. Einen wesentlichen Beitrag können Organisationen darüber hinaus im Sinne der Wertschätzung und der Bedeutungsgebung für ihr Fachpersonal leisten; insbesondere für salutogenetisch orientierte Unterstützungsarbeit wird dies im Folgenden aufgegriffen.

11.2 Supervision von Gruppen und salutogenetische Interventionsführung

Intervision oder Supervision, individuell oder in Gruppen, sehe ich als unverzichtbar in der Arbeit mit Trauma. *Die* Supervision als Alleinstellungsmerkmal kann hier nicht beschrieben werden. Als Hinweis für die Einzelsupervision möchte ich hier nochmals ausdrücklich den Beitrag von Peichl (2000) nennen und in Hinblick auf Supervision von Institutionen, insbesondere auch im traumapädagogischen Kontext, sei an Jegodtka (2016) erinnert. Lansen stellt sich in seinem Beitrag die Frage, wie Supervision im Bereich schwerer bzw. extremer Traumatisierung zu gestalten sei, und empfiehlt den supervisorischen Blick auf drei Ebenen: die individuelle Supervision eines Therapierenden, die Supervision in der Gruppe als unabhängig arbeitende Fachkräfte, die sich gegenseitig Unterstützung im Sinne einer *peer group* geben, und die Supervision des Teams als untereinander verbunden und abhängig Arbeitende; seine Ausführungen werden mit Beispielen unterlegt (Lansen, 2002, S. 243–250). Die Bereitschaft zur Selbsterfahrung und Metareflexion der Tätigkeit im Sinne der Supervision, in der auch das Erlernen professioneller Bescheidenheit für Entlastung sorgen kann, sind auch für Weber (2002) zentral. Er formuliert zehn Regeln für Selbsterfahrungsprozesse, die in der Arbeit mit schwerer Traumatisierung unerlässlich sind. Diese spannen sich vom Erkennen eigener Motive und eigener Reaktionen über die Begrenzung von eigenem Ertragen und Leidensfähigkeit und das Transparent-Machen der Interventionen bis hin zum Akzeptieren bereichernder Veränderungen durch die Tätigkeit (ebd., S. 221f.).

Da vielleicht einige Leser:innen in der Beratung oder Supervision von Gruppen bzw. Institutionen tätig sind, sei an dieser Stelle ein Modell zur

35 Zum Beispiel: NICE-Guidelines, Guidelines der International Society for Traumatic Stress Studies, Guidelines for Trauma-Informed Organizations.

salutogenetischen Orientierung in der Gruppenarbeit mit sekundärem Trauma vorgeschlagen. Arbeiten über die Salutogenese und Resilienz haben in den letzten Jahren nicht nur die Stressforschung revolutioniert, sondern auch neue Möglichkeiten für Intervention und Supervision eröffnet. Antonovsky (1997) entwickelte sein salutogenetisch orientiertes Stresskonzept vor dem Hintergrund der Frage, was es Menschen ermöglicht, trotz Stress oder extremer Belastungen gesund zu bleiben. Dies führte ihn zur Formulierung des Kohärenzsinns *(sense of coherence)*. Das Gefühl der Kohärenz bezeichnet eine Grundorientierung, in welchem Maße ein Individuum ein durchdringendes, überdauerndes und dennoch dynamisches Gefühl der Zuversicht bzw. des Vertrauens hat und die Welt entsprechend als zusammenhängend und sinnvoll erlebt. Es handelt sich um eine individuelle Einflussgröße, die sowohl von Lebenserfahrungen als auch von gesellschaftlichen Gegebenheiten geformt wird. Der Kohärenzsinn hat einen großen Einfluss darauf, ob Menschen trotz aversiver und traumatischer Einflüsse *Wohlbefinden* entwickeln können, und umfasst drei wesentliche Komponenten. Der (1) kognitive Anteil zielt auf die Verstehbarkeit *(comprehensibility)*. Gemeint ist das Ausmaß, in dem Reize, Ereignisse oder Entwicklungen als strukturiert, erklärbar und vorhersehbar wahrgenommen werden. Die (2) emotionalen Anteile umfassen die Handhabbarkeit bzw. Bewältigbarkeit *(manageability)*. Diese Komponente erklärt das Ausmaß, in dem eine Person geeignete Ressourcen wahrnimmt, um interne und externe Anforderungen bewältigen zu können. Die (3) motivationalen Anteile des Kohärenzsinns bestehen in der Bedeutsamkeit bzw. Sinnhaftigkeit *(meaningfulness)*. Dies bezieht sich auf das Ausmaß, inwieweit Anforderungen des Lebens als Herausforderung gesehen werden und das Leben als sinnvoll empfunden wird. Diese drei Komponenten des Kohärenzsinns sind eng miteinander verknüpft und stehen in einem wechselseitigen dynamischen Zusammenhang. Ein starker Kohärenzsinn führt dazu, dass ein Mensch handlungsfähig und flexibel auf Anforderungen reagieren und angemessene Ressourcen aktivieren kann. Ein schwach ausgeprägter Kohärenzsinn führt hingegen dazu, dass Personen sich negativen Ereignissen völlig hilflos ausgeliefert fühlen. Der Kohärenzsinn kann selbstverständlich eine Traumatisierung nicht verhindern, jedoch begünstigen, dass sich Menschen – in unserem Fall Fachpersonal – rascher von Traumastress erholen können (Andreatta, 2012a).

Insgesamt hat die Salutogenese in der Traumaforschung und -intervention in den letzten Jahren stark an Bedeutung gewonnen. Für die Arbeit mit (Supervisions-)Gruppen im Kontext sekundärer Traumatisierung hat sich eine Gesprächsführung, die auf die *Stimulation* des Kohärenzsinns zielt, bewährt. Insgesamt liegt bei der Gruppenintervention dabei der Fokus weniger auf Emotionen, verstärkt jedoch auf motivationalen und strukturierenden Aspekte.

In Förderung der Verstehbarkeit zielt die Intervention auf strukturierende Fragen zum Ereignis. Die Gesprächsführung orientiert sich an der Abstimmung einzelner Ereignisteile aufeinander. Das strukturierte Erzählen dessen, was passiert ist, unterstützt nicht nur die Verstehbarkeit, sondern gibt letztlich auch Auskunft über den Grad der logischen Orientierung über die Situation. Dazu zählen auch die Klärung von Traumfolgen, ihre prinzipielle Versehbarkeit, Entwicklungen und Konsequenzen werden nachvollziehbar. Die »subjektive Logik« ist, auch wenn es sich dabei vorerst nur um eine subjektive Erklärung handelt, mitunter für die Reduktion der Hilflosigkeit bedeutsam. Vor diesem Hintergrund werden beispielsweise Schuldgefühle in der Supervision akzeptiert (vgl. Andreatta, 2015). Zur Verstehbarkeit zählt aber auch das Verständnis für eigene (Trauma-) Reaktionen auf ein außergewöhnliches Ereignis. So kann beispielsweise intrusives Wiedererleben als Prozess des Verarbeitens traumatischer Folgen verstanden und nicht als »Symptom eigenen Verrücktwerdens« interpretiert werden (Steil & Ehlers, 2000).

Zur Förderung der Bewältigbarkeit bedarf es zuallererst der Vermittlung von Sicherheit und damit vor allem auch eines Schutzes vor dem Durchbrechen emotionaler Überwältigung. Zur Förderung eines basalen Sicherheitsgefühls sind die Exploration der aktuellen Bedürfnislage sowie das Abschätzen bzw. Widerherstellen der Handlungsfähigkeit zentral. Auch hier gilt, nicht symptomnah, sondern bedürfnisnah zu intervenieren. Bedürfnisorientierung bedeutet beispielsweise, den – in Gruppen oftmals unterschiedlichen – Bedürfnissen nach Distanzierung und Vermeidung Rechnung zu tragen, denn Vermeidung kann traumatische Überflutung eingrenzen und damit erst das Gefühl von Sicherheit durch das Wiederherstellen der Schutzmechanismen ermöglichen. Die Selbstständigkeit der Person wird unterstützt und Entscheidungen beispielsweise zur Nicht-Teilnahme werden respektiert.

Sinnhaftigkeit bzw. Bedeutsamkeit zu fördern bedeutet in der Akutsituation Zukunftsorientierung. Bereits die Förderung des strukturierten Erzählens ermöglicht Sinnstiftung. Die Beschreibung von Auslösesituationen, eigenen Handlungsweisen, das Finden eigener Erklärungen für Abläufe und nicht zuletzt die Suche und das Finden individueller Interpretationen des Ereignisses tragen dem *Kausalitätsbedürfnis*, das dem Menschen innewohnt, Rechnung und bilden die Grundlage zur Sinnstiftung. Die bewältigten, wenn auch belastenden, Aufgaben werden bedeutsam; dies gilt für individuelles Tätigsein ebenso wie für Gruppen, die letztlich doch gemeinsam etwas gemeistert haben bzw. wieder handlungsfähig zukünftige Situationen und Einsätze meistern werden. Die Durchführung gemeinsamer Rituale und das Planen weiterer Maßnahmen ermöglichen Sinnhaftigkeit und die Einbettung des Ereignisses in vorhandene oder neue Grundannahmen. Resilienz würde sich meiner Ansicht nach in einer Bereitschaft sich »verändern zu lassen«, zu lernen (im Sinne bildungstheoretischer Überlegungen, vgl. 10.4) und zu wachsen (vgl. 10.3) zeigen.

Insgesamt sind salutogenetische Interventionen zwar ereignisnah, aber nicht belastungsnah gestaltet. Das subjektive Wertesystem und individuelle Sinn- und Bedeutungszusammenhänge stehen im Vordergrund. Ziel der Interventionen ist es, das Individuum und gegebenenfalls ein Team in der Wiederherstellung der Handlungsfähigkeit zu unterstützen, in seinen Bewältigungsversuchen zu stärken und letztlich wieder zu ermächtigen. Dies geschieht über Stabilisierung der Situation, Normalisierung der Belastungsreaktion, Information über den Verlauf der Reaktionen, Mobilisierung von Bewältigungsressourcen und damit Wiederherstellung der Handlungsfähigkeit. Dem Entwickeln einer Narration wäre damit der Boden bereitet.

11.3 Individuelle Aspekte und (Selbst-)Schutz: Beherrschen Sie »Lachyoga«?

Individuen können viel zu ihrem und dem Schutz anderer beitragen. Allem voran gälte hier die Kenntnis und Akzeptanz der Traumawirkungen, vor allem das Interesse, interpersonelle Traumadynamik(en) kennenzulernen, und damit auch die Bereitschaft der Reflexion der Tätigkeit. Das hieße auch die Bereitschaft die Gegenübertragung vorerst schonungslos zu prüfen und anzuerkennen, welche Qualität sie aufweist und was sich aus der Fülle der Möglichen wie Faszination, Langeweile, Zorn, Kränkung, Hilflosigkeit und Ohnmacht, Mitgefühl oder Abstoßung in der Arbeit mit dem Gegenüber bildet. Dies konsequent in intervisorischen oder supervisorischen Prozessen zur Bearbeitung zur Verfügung zu stellen, sodass der Gebrauch der Gegenübertragung eine gelingende Symbolisierung statt Simulation[36] des Geschehenen – und damit Entwicklung und nicht Untergang – ermöglichen kann, erscheint mir zentral.

Zum Selbstschutz werden in der Literatur mittlerweile umfassend Hinweise und Übungsanleitungen gegeben (vgl. Hantke & Görges, 2012; Jegodtka, 2016; Zito & Martin, 2021; Schulten, 2020). Schlagworte hierfür sind Ressourcenarbeit, Selbstfürsorge, Distanzierungstipps, Erhöhung der Selbstwirksamkeit und das bereits präventive Einüben eines psychologischen Notfallsets. Es handelt sich dabei um einfache Übungen zum Schutz vor Flutung durch traumatische Informationen, deren Durchführung über verschiedene Wege wie die Stimulation eines Sinnesreizes, Atemtechniken oder Wahrnehmungsübung gelingen.

Die meisten Übungen lassen sich bündeln in Zugänge über *kognitive Kanäle* wie Zählübungen, die vor allem der Distanzierung durch Ablenkung dienen, Übungen aus dem Feld der *Imaginationen* wie das Aufsuchen sicherer Orte oder Aufrufen innerer Helfer:innen, Übungen auf der Ebene der *Wahrnehmung*, über Sinneskanäle wie Hören, Sehen, Riechen, Fühlen oder Tasten, und solche, die sich der *Atmung* bedienen wie beispielsweise die sogenannte Vagusbremse aufbauend auf der Polyvagal-Theorie (Porges, 2011) oder die sogenannte Verdichtungsatmung (Henderson, 2022). Auf *sprachlicher* Ebene bieten sich sogenannte Kurzinterviews unter Peers an.

Hantke und Görges empfehlen für den Selbstschutz bzw. Selbstfürsorge zunächst den eigenen Ressourcenbereich auszudehnen (Hantke & Görges, 2012, S. 159). Selbstfürsorge und Selbstreflexion sehen sie eng miteinander verbunden. Hierzu zählen sie die Reflexion der Arbeitshaltung und empfehlen das empathischen Zuhören, um nicht in die Fallen von Rollen wie Rettenden, Opfern, Mitwissenden oder Täter:innen zu gelangen, die in der Traumaarbeit sowohl angeboten als auch übernommen werden. Hantke und Görges (ebd.) haben sehr viele Übungen für die

36 Der leidenschaftliche Schachspieler und Kulturwissenschaftler Ernst Strouhal erzählt in einem Gespräch mit Renata Schmidtkunz, das am 15. Juni 2023 im Radiosender Ö1 in Österreich ausgestrahlt wurde über das Schachspiel. Er formuliert dabei, dass es die *Symbolisierung* und nicht die *Simulation* eines Konflikts ist, als er auf »den Tod des Königs« im Namen des Schachmatt angesprochen wird. Er formuliert, dass das Spiel, obwohl es kriegerische Wurzeln hat, dennoch nicht auf die Simulation, sondern auf die Symbolisierung von Konflikt zielt. Damit wird es zu einem agonalen Spiel, einem Gegeneinander, wobei Feindschaft in Gegnerschaft gewandelt wird, als zentrale Ethik des Spiels. Somit läge im Sinn des Spiels keine Transzendenz, sondern als einziger Zweck gälte es gut zu spielen.

Arbeit mit Betroffenen herausgearbeitet – ein Schatz für jede Praxisarbeit mit Trauma – und sie heben insbesondere zur Selbstfürsorge einige Aspekte hervor. Dazu zählen sie die Reorientierung, wie man rasch ins »Hier und Jetzt« (zurück-)gelangt, ein Ressourcenbarometer, als ein Kurzcheck, wo man sich im Moment befinden, die Erstellung eines Ressourcenkoffers, um bei Anforderungen »Kraft im Gepäck« zu haben, und sie formulieren, wie man zu »Schutzhüllen« gelangt oder Zwischenlager und Tresore für im Moment Unbrauchbares in der Imagination errichtet und aufsucht (ebd., S. 179f.). Der gesamte Teil II ihres umfassenden Werkes *Handbuch Traumakompetenz* (2012) gibt Aufschluss und Anleitung über zahlreiche Übungen zum Umgang mit Symptomen bis hin zum Aufbau wichtiger Ressourcen. Es sei dabei besonders hervorgehoben, dass sie, sehr unterstützend für die Traumapraxis, jeweils die Rahmenbedingen zur Durchführung erläutern: wann, wie und warum die Methoden am besten eingeübt bzw. angewandt werden und wie sie im Besonderen bei verschieden Gruppen wie Kindern, Jugendlichen, kognitiv eingeschränkten Personen oder Menschen aus anderen Kulturräumen gelingen können.

Zito und Martin (2021) haben einen Band zum Thema der Selbstfürsorge und des Schutzes vor eigenen Belastungen verfasst. Neben einer Einführung in die Rolle der Emotionen und ihre Bedeutung für unser Alltagsleben, aber vor allem auch für die Entstehung und Aufrechterhaltung von Belastung, Stress und Burn-out beschreiben sie sehr viele Übungen und Rituale zur Selbstfürsorge. Sie bieten eine ganze Choreografie für den Arbeitsalltag (ebd., S. 44), die sich vom Start in den Tag über Selbstschutz in Form von Übungen zur Abgrenzung und dem Umgang im Team bis hin zur Heilung eigener Wunden spannt. Übungsanleitungen laden zur schrittweisen Umsetzung ein, Materialien werden auch online angeboten. Zugrunde legen würde ich hier die Idee einer achtsamkeitsbasierten Begleiterin durch den beruflichen Alltag im emotional belastenden psychosozialen Feld.

Ich selbst lege darüber hinaus gerne den körperorientierten Ansatz des Zapchen Somatics von Julie Henderson nahe. Vor dem Hintergrund von (traumatischer) »Körpererinnerung« kann das Regulieren von (emotionalem) Stress und das »Einkörpern« von Wohlbefinden gelingen. Im Verständnis von Zapchen »wollen« sich Körper zwar immer in Richtung Gedeihen entwickeln *(embodied well-being)* – dies entspricht einer grundlegenden salutogenetischen Orientierung –, sie unterliegen aber mitunter »Verzerrungen«, die der Vergangenheit als *embodied memories* (Leuzinger-

Bohleber, 2018) entspringen und die einen anhaltend ungünstigen Einfluss haben. Somit ist der Körper durch seine unliebsamen biografischen Erfahrungen »fehlinformiert und vernachlässigt« und folglich auch sein Potenzial, das ihm innewohnende, grundlegende Wohlbefinden wachzurufen, eingeschränkt. Stattdessen wiederholt der Körper alte, eingeschriebene Reaktionsmuster, als ob sie immer noch schützen könnten, wahr und real seien. Somatische Muster bei Traumatisierung zeigen sich bekanntermaßen häufig als Anspannung, Erstarrung oder auch als psychisches »Kollabieren«.

Als *Somatics* wird Körper- und Bewegungsarbeit bezeichnet, die die Wichtigkeit von Erfahrung und Wahrnehmung anerkennt und damit die Verbindung zwischen Achtsamkeit, Bewusstsein und Körper adressiert. Eine Wurzel von Zapchen Somatics liegt in der Tradition des tibetischen Buddhismus. Vom Körper ausgehend werden unterschiedliche Ebenen angesprochen und zur Selbstregulierung eingeladen. In der Anwendung wird mit einfachen, zum Teil spielerischen Übungen an die Möglichkeit zur neurophysiologischen und emotionalen Selbstregulation – und somit nicht zuletzt an die eigene »Lebendigkeit« – erinnert (ein Überblick findet sich bei Henderson, 2022). Die Übungen arbeiten mit achtsamer Konzentration, Bewegung, Atem, Stimme und, wenn möglich, mit Berührung. Dabei werden vegetative Regulationsmechanismen, meditative Übungstechniken sowie die von Kindern entliehene intuitive Selbstregulation angewandt. Somit können allmählich Entwicklungen zur Erweiterung der Fähigkeiten der Selbstregulation, Affektdifferenzierung, Impulse zu tolerieren sowie die Kapazität gegenwärtig zu sein (Präsenz) gefördert. Durch die Arbeit mit Körpergrenzen wird die Wahrnehmung von Sicherheit und (Selbst-)Schutz im eigenen Körper erweitert und nicht zuletzt auch die Toleranz in Hinblick auf Veränderung allzu rigider somatischer Muster gefördert. Obwohl die Methode nicht primär zum Einsatz in der Traumaarbeit entwickelt wurde, sondern, vereinfacht formuliert, zur Erweiterung der Kapazität sich wohlzufühlen einlädt, gewinnt sie zunehmend Beachtung in der Anwendung als Therapiebegleitung (Hammer, 2019; Ladik, 2012; Kahn et al., 2016; Andreatta et al., i. Vorb.).

Für die Leser:innen, die in all dem nichts für sich selbst finden, halte ich abschließend noch zwei Hinweise bereit. Entweder man probiere es mit »Lachyoga« oder wir lesen nochmals bei Bion, für den der Krieg immer präsent ist und bei dem eines Tages nachts ein Bild von der Wand fällt; die Wirkung dessen beschreibt er folgendermaßen:

> »I took my usual precautions […] got under the bed clothes. This […] always worked and is a sovereign cure and protection against mosquitoes, 5.9 howitzer shells, tigers, phosgene, mustard gas, bad dreams and earthquakes. You cannot always tell which is which when you are asleep and it's very useful to have something which is a cure for the lot« (Bion, 1985, S. 204).

Die Übersetzung dieses Zitats wurde von Wiedemann wie folgt bestens geleistet und sei hier wiedergegeben:

> »Ich kroch unter die Bettdecke […] Das hat schon immer geholfen und ist eine hervorragende Kur und Schutz gegen Moskitos, 5.9 Howitzer Granaten, Tiger, Phosgen, Senfgas, Alpträume und Erdbeben. Man kann eines vom anderen im Schlaf nicht unterscheiden« (Wiedmann, 2007, S. 87).

Literatur

Améry, J. (2018). *Jenseits von Schuld und Sühne: Bewältigungsversuche eines Überwältigten.* Szeszny.

Andreatta, P. (2012a). *Erschütterung des Selbst- und Weltverständnisses durch Traumata: Auswirkungen von primärer und sekundärer Traumaexposition auf kognitive Schemata.* 4. Aufl. Asanger.

Andreatta, P. (2012b). Körper und Präsenz: Traumaarbeit im komplexen Nachkriegskontext. *Zeitschrift für Psychotraumatologie, Psychotherapiewissenschaft und Psychologische Medizin, 10*(2), 33–44.

Andreatta, P. (2015). *Ohne Absicht schuldig: Psychische und soziale Folgen nicht intendierter Verletzung oder Tötung anderer.* Psychosozial-Verlag.

Andreatta, P. (2018a). Traumatisierung von Kindern durch Krieg und Flucht sowie ein kritischer Blick auf den klinischen Traumadiskurs. *Psychologie & Gesellschaftskritik, 42*(166/167), 75–95.

Andreatta, P. (2018b). Sprachbilder in der Narration über Trauma, Gewalt und Schuld. *Trauma – Zeitschrift für Psychotraumatologie und ihre Anwendungen, 16*(3), 34–44.

Andreatta, P. & Crepaldi, G. (2021). Das kumulative Trauma. Eine Rekapitulation von Masud Khan im Lichte aktueller Ansätze. *Trauma & Gewalt, 15*(4), 324–333. https://doi.org/10.21706/tg-15-4-324

Andreatta, P. & Mitterhofer, H. (2016). Ehrenamtliche im Kontext von Krieg, Flucht und Asyl: Orientierungspunkte für die Supervision. *Positionen – Beiträge zur Beratung in der Arbeitswelt, 2,* 1–8.

Andreatta, P., Rohrer, B., Ladik, A., Genotte, H. & Müller, I. (i.Vorb.). »Embodied memories« und »embodied well-being«: Unterstützung der Therapie komplexer Traumafolgen mit Zapchen Somatics – erste Forschungsergebnisse.

Andreatta, P. & Unterluggauer, K. (2010). Das Phänomen der sekundären Traumatisierung. In R. Wagner (Hrsg.), *Sekundäre Traumatisierung als Berufsrisiko? Konfrontation mit schweren Schicksalen anderer Menschen* (S. 47–60). Friedrich-Ebert-Stiftung.

Angeloch, D. (2017). »Sub-Thalamic Fear« Über Wilfred Bions »War Memoirs 1917–1919«. *Psyche – Z Psychoanal, 71*(7), 586–616.

Antonovsky, A. (1997). *Salutogenese: Zur Entmystifizierung der Gesundheit.* dgvt-Verlag.

Assmann, A. (2018). *Menschenrechte und Menschenpflichten. Schlüsselbegriffe für eine humane Gesellschaft.* Picus.

Baranowsky, A. B., Young, M., Johnson-Douglas, S., Williams-Keeler, L. & McCarrey, M.

(1998). PTSD transmission: A review of secondary traumatization in Holocaust survivor families. *Canadian Psychology/Psychologie Canadienne, 39*(4), 247–256. https://doi.org/10.1037/h0086816

Barwinski, R. (2011). Der Körper als Ausdrucksfeld traumatischer Erfahrungen. *Zeitschrift für Psychotraumatologie Psychotherapiewissenschaft Psychologische Medizin, 9*(2), 7–16.

Barwinski, R. (2020). *Steuerungsprozesse in der Psychodynamischen Traumatherapie*. Klett-Cotta.

Barwinski, R. (2021). Sekundäre Traumatisierung und Gegenübertragung. *Trauma – Zeitschrift für Psychotraumatologie und ihre Anwendungen, 19*(3), 6–16.

Barwinski Fäh, R. (2000). Psychisches Trauma – ein unmögliches Konzept. *Psychotraumatologie, 1*(1), 2. https://doi.org/10.1055/s-2000-8053

Beck, T., Kratzer, D., Mitmansgruber, H. & Andreatta, P. (2007). Die Debriefing Debatte – Fragen zur Wirksamkeit. *Zeitschrift für Psychotraumatologie, Psychotherapiewissenschaft, Psychologische Medizin, 5*(3), 9–20.

Becker, D. (2006). *Die Erfindung des Traumas – verflochtene Geschichten*. Edition Freitag.

Becker, D. (2009). Die Schwierigkeit, massives Leid angemessen zu beschreiben und zu verstehen. Traumakonzeption, gesellschaftlicher Prozess und die neue Ideologie des Opfertums. In A. Karger (Hrsg.), *Trauma und Wissenschaft* (S. 61–91). Vandenhoeck & Ruprecht.

Berceli, D. (2005). *Trauma Releasing Exercises (TRE): A revolutionary new method for stress and trauma recovery*. Book Surge Publishing.

Bergmann, M., Jucovy, M. & Kestenberg, J. (Hrsg.). (2016). *Kinder der Opfer. Kinder der Täter. Psychoanalyse und Holocaust*. Unveränd. Neuaufl. Psychosozial-Verlag.

Bion, W.R. (1985). *All my sins remembered. Another part of a life*. Karnac.

Bion, W.R. (2002). Angriffe auf Verbindungen. In E. Bott Spillius (Hrsg.), *Melanie Klein heute. Entwicklungen in Theorie und Praxis, Band 1: Beiträge zur Theorie* (S. 110–129). 3. Aufl. Klett-Cotta.

Bion, W.R. (2006) [1970]. *Aufmerksamkeit und Deutung*. Edition diskord.

Bion, W.R. (2018). *War memoirs 1917–1919*. 2. Aufl. Routledge.

Bleimling, J. (2018). *Gegenübertragung und soziales Trauma. Eine Mikroanalyse des szenischen Erinnerns der Schoah in videografierten Zeitzeugengesprächen*. Psychosozial-Verlag.

Brisch, K.-H. (2013). Die Weitergabe von traumatischen Erfahrungen von Bindungspersonen an die Kinder. In M. Rauwald (Hrsg.), *Vererbte Wunden. Transgenerationale Weitergabe traumatischer Erfahrungen* (S. 38–46). Beltz Juventa.

Brunner, J. (2014). *Die Politik des Traumas: Gewalterfahrungen und psychisches Leid in den USA, in Deutschland und im Israel/Palästina-Konflikt*. Suhrkamp.

Brunner, J. (2021). Zur Geopolitik des Traumas. Konturen einer kritischen Raumtheorie für die Traumaforschung. *Trauma & Gewalt, 15*(4), 276–286.

Buchholz, M. (2008). Worte hören, Bilder sehen – Seelische Bewegung und ihre Metaphern. *Psyche – Z Psychoanal, 62*(6), 552–580.

Burisch, M. (2011). Leer – erschöpft – ausgebrannt. *Fachzeitschrift für Prävention, Rehabilitation und Entschädigung, 6*(11), 10–13.

Calhoun, L. & Tedeschi, R. (2006). *Handbook of posttraumatic growth. Research and practice*. Lawrence Erlbaum.

Charney, A.E. & Pearlman, L.A. (1998). The ecstasy and the agony: The impact of disaster and trauma work on the self of the clinician. In P.M. Kleespies (Hrsg.), *Emergencies in mental health practice: Evaluation and management* (S. 418–435). Guilford Press.

Cohen, K. & Collens, P. (2013). The impact of trauma work on trauma workers: A metasynthesis on vicarious trauma and vicarious posttraumatic growth. *Psychological Trauma: Theory, Research, Practice, and Policy, 5*(6), 570–580. https://doi.org/10.1037/a0030388

Cornille, T. & Meyers, T. (1999). Secondary traumatic stress among child protective service workers: Prevalence, severity and predictive factors. *Traumatology, 5*(1). https://doi.org/10.1177/153476569900500105

Courtois, C.A. (1988). *Healing the incest wound: Adult survivors in therapy*. W.W. Norton & Company.

Craig, C. & Sprang, G. (2010). Compassion satisfaction, compassion fatigue, and burnout in a national sample of trauma treatment therapists. *Anxiety, Stress & Coping, 23*(3), 319–339, https://doi.org/10.1080/10615800903085818

Crepaldi, G. (2018a). *Containing*. Psychosozial-Verlag.

Crepaldi, G. (2018b). Inter-Psychische Realität im Kriegszustand: Kommunikationsvernichtung durch malignes Containing. *Trauma – Zeitschrift für Psychotraumatologie und ihre Anwendungen, 16*(3), 20–32.

Daniels, J. (2006). Sekundäre Traumatisierung – kritische Prüfung eines Konstruktes. Unveröff. Dissertation.

Daniels, J. (2007). Eine neuropsychologische Theorie der Sekundären Traumatisierung. *Zeitschrift für Psychotraumatologie, Psychotherapiewissenschaft, Psychologische Medizin, 5*(3), 49–61.

Daniels, J. (2008). Sekundäre Traumatisierung – eine Interviewstudie zu berufsbedingten Belastungen von TherapeutInnen. *Psychotherapeut, 53*(2), 100–107.

Denkinger, J., Windthorst, P., Rometsch-Ogioun El Sount, C., Blume, M., Sedik, H., Kizilhan, J., Gibbons, N., Pham, P., Hillebrecht, J., Ateia, N., Nikendei, C., Zipfel, S. & Junne, F. (2018). Secondary traumatization in caregivers working with women and children who suffered extreme violence by the »Islamic State«. *Frontiers in Psychiatry, 5*(9), 234. https://doi.org/10.3389/fpsyt.2018.00234

Dreiner, M. (2021). Sekundäre Traumatisierungen bei professionellen Bezugspersonen von fremdplatzierten Kindern und Jugendlichen. *Trauma – Zeitschrift für Psychotraumatologie und ihre Anwendungen, 19*(3), 26–36.

Duckworth, D. (1988). Disaster work and psychological trauma. *Disaster Management, 1*(2), 25–29.

Ehlert, U. & Brönnimann, R. (2019). Traumafolgestörungen bei gefährdeten Berufsgruppen. In G. Seidler, H. Freyberger, H. Glaesmer & S.B. Gahleitner (Hrsg.), *Handbuch der Psychotraumatologie* (S. 434–447). 3. vollst. überarb. u. erw. Aufl. Klett-Cotta.

Eissler, K. (1984). Die Ermordung von wie vielen seiner Kinder muss ein Mensch symptomfrei ertragen können, um eine normale Konstitution zu haben? In H.-M. Lohmann (Hrsg.), *Psychoanalyse und Nationalsozialismus* (S. 159–209). Fischer.

Ellis, C. & Knight, K. (2021). Advancing a model of secondary trauma: Consequences for victim service providers. *Journal of interpersonal violence, 36*(7–8), 3557–3583. https://doi.org/10.1177/0886260518775161

Falkai, P. & Wittchen, H. (Hrsg.). (2018). *DSM-5® Diagnostisches und Statistisches Manual Psychischer Störungen der American Psychiatric Association*. 2. korr. Aufl. Hogrefe.

Ferencz, B. (2020). *Sag immer Deine Wahrheit: Was mich 100 Jahre Leben gelehrt haben.* 5. Aufl. Heyne.

Ferencz, B. & Keyes, K. (1988). *PlanetHood. The key to your survival and prosperity.* Vision Books.

Figley, C. (1995). Compassion fatigue as secondary traumatic stress disorder – an overview. In C. Figley (Hrsg.), *Compassion fatigue: Coping with secondary traumatic stress disorder in those who treat the traumatized* (S. 1–20). Brunner, Mazel.

Figley, C. (2002a). Aktuelle Notizen von Charles Figley. In B. H. Stamm (Hrsg.), *Sekundäre Traumastörungen: Wie Kliniker, Forscher und Erzieher sich vor traumatischen Auswirkungen ihrer Arbeit schützen können* (S. 33–34). 2. Aufl. Junfermann.

Figley, C. (2002b). Mitgefühlserschöpfung. Der Preis des Helfens. In B. H. Stamm (Hrsg.), *Sekundäre Traumastörungen: Wie Kliniker, Forscher und Erzieher sich vor traumatischen Auswirkungen ihrer Arbeit schützen können* (S. 41–59). 2. Aufl. Junfermann.

Figley, C. (2002c). Compassion fatigue: Psychotherapists' chronic lack of self-care. *Journal of Clinical Psychology, 58*(11), 1433–1441.

Fischer, G. & Riedesser, P. (2009). *Lehrbuch der Psychotraumatologie.* 4. Aufl. UTB.

Fliß, C., Prins, R. & Schramm, S. (2018). *Befreiung des Selbst. Therapiekonzepte zum Ausstieg aus organisierter Ritueller Gewalt.* Asanger.

Fonagy, P. & Campbell, C. (2017). Böses Blut – ein Rückblick: Bindung und Psychoanalyse, 2015, *Psyche – Z Psychoanal, 71*(4), 275–305. https://doi.org/10.21706/ps-71-4-275

Frank-Rieser, E. (2008). Symbol als das Dritte: Symbolisierung als Beziehungsgeschehen: Von transparenten und opaken Wirksamkeiten. *Imagination, 4*, 36–53.

Freudenberger, H. (1974). Staff Burnout. *Journal of Social Issues, 30*(1), 159–165. https://doi.org/10.1111/j.1540-4560.1974.tb00706.x

Frey, C. (2001). Die unheimliche Macht des Traumas. Interaktionelle Aspekte in der Betreuung von Folter- und Kriegsopfern. In M. Verwey (Hrsg.), *Trauma und Ressourcen* (S. 109–124) [= Curare-Sonderband 16]. Verlag für Wissenschaft und Bildung.

Frey, C. (2007). Sekundärer traumatischer Stress bei den Helfenden. In T. Maier & U. Schnyder (Hrsg.), *Psychotherapie mit Folter- und Kriegsopfern. Ein praktisches Handbuch* (S. 233–255). Hans Huber.

Freyd, J. (1996). *Betrayal Trauma: The Logic of Forgetting Childhood Abuse.* Harvard University Press.

Froman, M. (2014). A mixed methods study of the impact of providing therapy to traumatized clients: Vicarious trauma, compassion fatigue, and vicarious posttraumatic growth in mental health therapists. Dissertation. University of Minnesota ProQuest Dissertations Publishing.

Gobodo-Madikizela, P. (2006). *Das Erbe der Apartheid – Trauma, Erinnerung, Versöhnung.* Barbara Budrich.

Greinacher, A., Derreza-Greeven, C., Herzog, W. & Nikendei, C. (2019). Secondary traumatization in first responders: A systematic review. *European Journal of Psychotraumatology, 10*(1), 1562840. https://doi.org/10.1080/20008198.2018.1562840

Große, S. (2008). *Lebensbrüche als Chance? Lern- und Bildungsprozesse im Umgang mit kritischen Lebensereignissen – eine biographieanalytische Studie.* Waxmann.

Grubrich-Simitis, I. (1979). Extremtraumatisierung als kumulatives Trauma. Psychoanalytische Studien über seelische Nachwirkungen der Konzentrationslagerhaft bei Überlebenden und ihren Kindern. *Psyche – Z Psychoanal, 33*(1), 991–1023.

Grubrich-Simitis, I. (1984). Extremtraumatisierung als kumulatives Trauma. In H.-M. Lohmann (Hrsg.), *Psychoanalyse und Nationalsozialismus* (S. 210–236). Fischer.

Gurowiec, P., Ogińska-Bulik, N., Michalska, P. & Kędra, E. (2022). The relationship between social support and secondary posttraumatic growth among health care providers working with trauma victims. The mediating role of cognitive processing. *International Journal of Environmental Research and Public Health, 19*(9), 4985. https://doi.org/10.3390/ijerph19094985

Hamburger, A. (2022a). Zur Komplexität der Diagnose und Intervention bei sozialem Trauma. In A. Hamburger, C. Hancheva & V. Volkan (Hrsg.), *Soziales Trauma – Ein interdisziplinäres Lehrbuch* (S. 61–74). Springer.

Hamburger, A. (2022b). Soziales Trauma – ein Brückenkonzept. In A. Hamburger, C. Hancheva & V. Volkan (Hrsg.), *Soziales Trauma – Ein interdisziplinäres Lehrbuch* (S. 3–18). Springer.

Hamburger, A., Görling, R., Gudehus, C., Schwab, G., Straub, J., Streeck-Fischer, A. & Wöller, W. (2023). Traumadiskurse. Disziplinäre und interdisziplinäre Perspektiven. *Trauma Kultur Gesellschaft, 1*(1), 11–30.

Hamburger, A., Hancheva, C. & Volkan, V. (Hrsg.). (2022). *Soziales Trauma – Ein interdisziplinäres Lehrbuch.* Springer. https://doi.org/10.1007/978-3-662-64997-8

Hammer, C. (2019). *Im Körper zu Hause sein. Mit Zapchen Somatics zu Leichtigkeit und Wohlbefinden.* Carl Auer.

Hantke, L. & Görges, H.-J. (2012). *Handbuch Traumakompetenz. Basiswissen für Therapie, Beratung und Pädagogik.* Junfermann.

Hartwig, L. (2004). Erziehungshilfen. In W. Körner & A. Lenz (Hrsg.), *Sexueller Missbrauch. Grundlagen und Konzepte*(S. 211–222). Hogrefe.

Haversiek-Vogelsang, S. (2010). Sekundäre Traumatisierung bei Kindern in Flüchtlingsfamilien – Prävention von Sekundärschäden bei Kindern traumatisierter Flüchtlinge. *Zeitschrift für Psychotraumatologie, Psychotherapiewissenschaft, Psychologische Medizin, 8*(1), 53–62.

Henderson, J. (2022). *Embodying Well-Being. Oder: Wie man sich trotz allem wohl fühlen kann.* 9. überarb. Aufl. AJZ-Verlag.

Herman, J. (2010). *Narben der Gewalt.* 3. Aufl. Junfermann.

Hinckeldey, S. v. & Fischer, G. (2002). *Psychotraumatologie der Gedächtnisleistung: Diagnostik, Begutachtung und Therapie traumatischer Erinnerungen.* Ernst Reinhardt.

Holderegger, H. (1993). *Der Umgang mit dem Trauma.* Klett-Cotta.

Holderegger, H. (2012). Trauma und Übertragung. *Psyche – Z Psychoanal, 66*(11), 1102–1117.

Horowitz, M. J. (1993). Stress-Response Syndromes. In J. P. Wilson & B. Raphael (Hrsg.), *International Handbook of Traumatic Stress Syndromes* (S. 49–60). Springer. https://doi.org/10.1007/978-1-4615-2820-3_4

Huber, M. (2007). Die Phobie vor dem Trauma überwinden – Ein Gespräch mit Onno Van der Hart. *Trauma & Gewalt, 1*, 58–61.

Ibrisimovic, J., Mitterhofer, H. & Andreatta, P. (2021). Indirekte und sekundäre Traumatisierung durch Auslandseinsätze: die Rückkehr aus dem Kampfgebiet und ihre Bedeutung für Einsatzkraft und Angehörige. *Trauma – Zeitschrift für Psychotraumatologie und ihre Anwendungen, 19*(3), 72–80.

Issroff, J. (1997). Phänomene der Affekt-Kontamination: Fortdauernde Auswirkungen massiver Traumatisierung: Untersuchung einer Großgruppendiskussion über den

Holocaust in einem Workshop zum Survivor-Syndrom. *Gruppenpsychotherapie & Gruppendynamik, 33*(2), 83–112.

Janoff-Bulman, R. (2002). *Shattered assumptions: Towards a new psychology of trauma.* 2. Aufl. Free Press.

Jayawickreme, E. & Blackie, L. E. (2016). *Exploring the psychological benefits of hardship: A critical reassessment of posttraumatic growth.* Springer International Publishing.

Jegodtka, R. (2013). *Berufsrisiko Sekundäre Traumatisierung? Im Arbeitskontext den Folgen nationalsozialistischer Verfolgung begegnen.* Carl-Auer.

Jegodtka, R. (2016). Sekundäre Traumatisierung. Existenzielle Berührung und Selbstfürsorge in pädagogischen Arbeitsfeldern. In W. Weiß, T. Kessler & S. B. Gahleitner (Hrsg.), *Handbuch Traumapädagogik* (S. 139–151). Beltz.

Jurisch, F., Kolassa, I.-T. & Elbert, T. (2009). Traumatisierte Therapeuten? Ein Überblick über sekundäre Traumatisierung. *Zeitschrift für Klinische Psychologie und Psychotherapie, 38*(4), 250–261.

Kahn, J., Collinge, W. & Soltysik, R. (2016). Post-9/11 veterans and their partners improve mental health outcomes with a self-directed mobile and web-based wellness training program. *Journal of Medical Internet Research, 18*(9), e255. https://doi.org/10.2196/jmir.5800

Karam, E., Friedman, M., Hill, E., Kessler, R., McLaughlin, K., Petukhova, M., Sampson, L., Shahly, V., Angermeyer, M., Bromet, E., de Girolamo, G., de Graaf, R., Demyttenaere, K., Ferry, F., Florescu, S., Haro, J., He, Y., Karam, A., Kawakami, N., Kovess-Masfety, V., Medina-Mora, M., Browne Oakley, M., Posada-Villa, J., Shalev, A.Y. & Stein, D. (2014). Cumulative traumas and risk thresholds: 12-month PTSD in the World Mental Health surveys. *Depression and Anxiety, 31*(2), 130–142.

Kassam-Adams, N. (2002). Die Risiken der Behandlung sexueller Traumata: Stress und sekundäre Traumatisierung bei Psychotherapeuten. In B. H. Stamm (Hrsg.), *Sekundäre Traumastörungen. Wie Kliniker, Forscher und Erzieher sich vor traumatischen Auswirkungen ihrer Arbeit schützen können* (S. 66–77). 2. Aufl. Junfermann.

Keilson, H. (2005) [1979]. *Sequentielle Traumatisierung bei Kindern: Untersuchung zum Schicksal jüdischer Kriegswaisen.* Psychosozial-Verlag.

Kessler, T. (2016). Behindert uns nicht! Ansätze, Ideen und Entwicklungsaufgaben für eine Traumapädagogik in der Behindertenhilfe. In W. Weiß, T. Kessler & S. Gahleitner (Hrsg.), *Handbuch Traumapädagogik* (S. 232–242). Beltz.

Kestenberg, J. S. (1989). Neue Gedanken zur Transposition. Klinische, therapeutische und entwicklungsbedingte Betrachtungen. *Jahrbuch der Psychoanalyse, 24,* 163–189.

Khan, M. M. R. (1963). The concept of cumulative trauma. *The Psychoanalytic Study of the Child, 18*(1), 286–306. https://doi.org/10.1080/00797308.1963.11822932

Khan, M. M. R. (1997). Das kumulative Trauma. In M. M. R. Khan (Hrsg.), *Selbsterfahrung in der Therapie. Theorie und Praxis* (S. 50–70). Klotz.

Kilb, B. (2006). *Bildungsprozesse durch kritische Lebensereignisse und Krankheitserfahrungen.* Logophon.

Kindermann, D., Schmid, C., Derreza-Greeven, C., Huhn, D., Kohl, R., Junne, F., Schleyer, M., Daniels, J., Ditzen, B., Herzog, W. & Nikendei, C. (2017). Prevalence of and risk factors for secondary traumatization in interpreters for refugees: A cross-sectional study. *Psychopathology, 50*(4), 262–272. https://doi.org/10.1159/000477670

Kinzie, J. D., Boehnlein, J. K., Riley, C. & Sparr, L. (2002). The effects of September 11 on traumatized refugees: Reactivation of posttraumatic stress disorder. *Journal of Nervous & Mental Disease, 190*(7), 437–441.

Kira, I. (2001). Taxonomy of trauma and trauma assessment. *Traumatology, 7*(2), 1–14.

Kohler-Spiegel, H. (2018). Aufwachsen in einem Raum von Resonanz: Ein entwicklungspsychologischer Zugang. In N.M. Köffler, P. Steinmair-Pösel, T. Sojer & P. Stöger (Hrsg.), *Bildung und Liebe: Interdisziplinäre Perspektiven* (S. 307–322). Transcript. https://doi.org/10.1515/9783839443590-017

Koller, H.-C. (2018). *Bildung anders denken. Einführung in die Theorie transformatorischer Bildungsprozesse*. 2. aktual. Aufl. Kohlhammer.

Korittko, A. (2010). Wenn die Familie des Soldaten mit leidet: Sekundäre Traumatisierung. *Zeitschrift für systemische Therapie und Beratung, 28*(3), 111–117.

Koso-Drljević, M. & Husremović, D. (2022). Neurobiologie des Gedächtnisses bei Trauma-Überlebenden. In A. Hamburger, C. Hancheva & V. Volkan (Hrsg.), *Soziales Trauma – Ein interdisziplinäres Lehrbuch* (S. 193–200). Springer.

Kramer, V., Thoma, A. & Kunz, M. (2021). Medizinisches Fachpersonal in der COVID-19-Pandemie: Psyche am Limit. *InFo Neurologie, 23*(6), 46–53.

Krampl, M. (2022). *Einsatzkräfte im Stress: Auswirkungen von traumatischen Belastungen im Dienst*. 3. Aufl. Asanger.

Krause, R. (2008). Affekt, Emotion, Gefühl. In W. Mertens & B. Waldvogel (Hrsg.), *Handbuch psychoanalytischer Grundbegriffe* (S. 31–38). 3. überarb. u. erweit. Aufl. Kohlhammer.

Krimmer, A. & Andreatta, P. (2021). Katastrophale Einsamkeit: Die Dynamik der sekundären Traumatisierung im Kontext weltweiter Traumaarbeit. *Trauma – Zeitschrift für Psychotraumatologie und ihre Anwendungen, 19*(4), 20–29.

Kühner, A. (2008). *Trauma und kollektives Gedächtnis*. Psychosozial-Verlag.

Ladik, A. (2012). Vorstellung des körpernahen Verfahrens Zapchen Somatics in der Behandlung von Traumafolgestörungen. *Zeitschrift für Psychotraumatologie, Psychotherapiewissenschaft und Psychologische Medizin, 10*(2), 19–30.

Lansen, J. (2002). Supervision für Helfer von Opfern organisierter Gewalt. In A. Birck, C. Pross & J. Lansen (Hrsg.), *Das Unsagbare: Die Arbeit mit Traumatisierten im Behandlungszentrum für Folteropfer Berlin* (S. 239–251). Springer.

Lasogga, F. & Gasch, B. (Hrsg.). (2011). *Notfallpsychologie*. 2. Aufl. Springer.

Lemke, J. (2006). *Sekundäre Traumatisierung*. Asanger.

Lerias, D. & Byrne, M. (2003). Vicarious traumatization: symptoms and predictors. *Stress and Health, 19*(3), 129–138.

Lerner, M.J. (1980). *The belief in a just world. Perspectives in social psychology*. Springer. https://doi.org/10.1007/978-1-4899-0448-5_2

Leuteritz, S., Thomsen, T. & Bockmann, A.-K. (2019). Sekundäre Traumatisierung bei ehrenamtlichen FlüchtlingshelferInnen. Eine querschnittliche Analyse von Risiko- und Schutzfaktoren. *Zeitschrift für Flüchtlingsforschung, 3*(2), 151–176.

Leuzinger-Bohleber, M. (2018). *Finding the body in the mind: Embodied memories, trauma, and depression*. Routledge.

Levine, P. (2011). *Sprache ohne Worte: Wie unser Körper Trauma verarbeitet und uns in die innere Balance zurückführt*. 9. Aufl. Kösel.

Linden, M., Rotter, M., Baumann, K. & Lieberei, B. (Hrsg.). (2007). *The posttraumatic embitterment disorder.* Hogrefe & Huber.

Linden, M. & Strauß, B. (Hrsg.). (2018). *Risiken und Nebenwirkungen von Psychotherapie:*

Erfassung, Bewältigung, Risikovermeidung. 2., aktual. Aufl. Med. Wiss. Verlagsgesellschaft.

Lindy, J. (1993). Focal psychoanalytic psychotherapy of posttraumatic stress disorder. In J. Wilson & B. Raphael (Hrsg.), *International handbook of traumatic stress syndromes* (S. 803–809). Plenum Press.

Linley, P. & Joseph, S. (2004). Positive change following trauma and adversity: A review. *Journal of Traumatic Stress, 17*(1), 11–21.

Lombardi, R. (2022). Die Körper-Psyche-Dissoziation und die Übertragung auf den Körper. In S. Leikert (Hrsg.), *Das körperlich Unbewusste in der psychoanalytischen Behandlungstechnik* (S. 49–72). Brandes & Apsel.

Lups, F., Kliem, S. & Kröger, C. (2012). Sekundäre Traumatisierung. Eine Umfrage unter Psychotherapeuten. *Psychotherapeutenjournal, 2,* 94–99.

Maercker, A. & Zöllner, T. (2004). The Janus face of self-perceived growth: Toward a two-component model of posttraumatic growth. *Psychological Inquiry, 15,* 41–48. https://doi.org/10.2307/20447200

Măirean, C. (2016). Secondary traumatic stress and posttraumatic growth: Social support as a moderator. *The Social Science Journal, 53*(1), 14–21. https://doi.org/10.1016/j.soscij.2015.11.007

Mangelsdorf, J., Eid, M. & Luhmann, M. (2019). Does growth require suffering? A systematic review and meta-analysis on genuine posttraumatic and postecstatic growth. *Psychological Bulletin, 145*(3), 302–338. https://doi.org/10.1037/bul0000173

Manning-Jones, S. F., de Terte, I. & Stephens, C. (2015). Vicarious posttraumatic growth: A systematic literature review. *International Journal of Wellbeing, 5*(2), 125–139. https://doi.org/10.5502/ijw.v5i2.8

Marotzki, W. (1990). *Entwurf einer strukturalen Bildungstheorie: Biographietheoretische Auslegung von Bildungsprozessen in hochkomplexen Gesellschaften*. Deutscher Studien Verlag.

McCann, I. L. & Pearlman, L. A. (1990a). Vicarious traumatization: A framework for understanding the psychological effects of working with victims. *Journal Trauma Stress, 3*(1), 131–149. https://doi.org/10.1007/BF00975140

McCann, L. & Pearlman, L. A. (1990b). *Through a glass darkly: Understanding and treating the adult trauma survivor through constructivist self-development theory*. Brunner & Mazel.

McCann, L., Sakheim, D. & Abrahamson, D. (1988). Trauma and victimization: A model of psychological adaptation. *The Counceling Psychologist, 16*(4), 531–594.

Miller, K., Stiff, J. & Ellis, B. (1988). Communication and empathy as precursors to burnout among human service workers. *Communication Monographs, 55*(3), 250–265. https://doi.org/10.1080/03637758809376171

Minkowski, E. (1946). L'anesthésie affective [Affective anesthesia]. *Annales Medico-Psychologiques, 104*(1), 80–88.

Mitterhofer, H. (2016). *Das Repräsentations-Dispositiv. Narration, Gedächtnis und Pathos – zu den Bildern von 9/11*. Fink.

Muenzenmaier, K., Schneeberger, A., Castille, D., Battaglia, J., Seixas, A. & Link, B. (2014). Stressful childhood experiences and clinical outcomes in people with serious mental illness: A gender comparison in a clinical psychiatric sample. *Journal of Familiy Violence, 29*(4), 419–429. https://doi.org/10.1007/s10896-014-9601-x

Myers, D. G. & Wee, D. F. (2002). Strategies for managing disaster mental health worker stress. In C.R. Figley (Hrsg.), *Treating Compassion Fatigue* (S. 181–211). Brunner-Routledge.

Nitzgen, D. (2000). Ein schrecklich langes Wochenende. Trauma und Theorie im Werk von W.R. Bion. In W. Mauser & C. Pietzcker (Hrsg.), *Trauma. Freiburger Literaturpsychologische Gespräche, Band 19* (S. 163–176). Königshausen & Neumann.

Ogden, P., Kekuni, M. & Pain, C. (2009). *Trauma und Körper: Ein sensumotorisch orientierter psychotherapeutischer Ansatz*. 2. Aufl. Junfermann.

Ogińska-Bulik, N., Juczyński, Z. & Michalska, P. (2022). The mediating role of cognitive trauma processing in the relationship between empathy and secondary traumatic stress symptoms among female professionals working with victims of violence. *Journal of Interpersonal Violence, 37*(3–4), NP1197–NP1225. https://doi.org/10.1177/0886260520976211

Ortlepp, K. & Friedman, M. (2002). Prevalence and correlates of secondary traumatic stress in workplace lay trauma counselors. *Journal of Traumatic Stress, 15*(3), 213–222.

Ottomeyer, K. (2011). *Die Behandlung der Opfer: Über den Umgang mit dem Trauma der Flüchtlinge und Verfolgten*. Klett-Cotta.

Özçürümez Bilgili, G. (2022). Psychiatrische Ansätze zur Behandlung von sozialem Trauma: Von der normalen Reaktion zur Psychopathologie und psychobiologischen Konzeptionen. In A. Hamburger, C. Hancheva & V. Volkan (Hrsg.), *Soziales Trauma – Ein interdisziplinäres Lehrbuch* (S. 85–92). Springer.

Pearlman, L.A. (2002). Aktuelle Notizen. In B.H. Stamm (Hrsg.), *Sekundäre Traumastörungen. Wie Kliniker, Forscher und Erzieher sich vor traumatischen Auswirkungen ihrer Arbeit schützen können* (S. 34–40). 2. Aufl. Junfermann.

Pearlman, L.A. & Mac Ian, P.S. (1995). Vicarious traumatization: An empirical study of the effects of trauma work on trauma therapists. *Professional Psychology: Research and Practice, 26*(6), 558–565. https://doi.org/10.1037/0735-7028.26.6.558

Peichl, J. (2000). Verstrickungen in der Übertragung und Gegenübertragung bei der Therapie von Traumapatienten. *Psychotherapeut, 45*, 366–376.

Pentz, K. & Trost, A. (2015). Sekundäre Traumatisierung und Bindungsstile bei Professionellen Sozialer Arbeit. In U. Lammel, J. Jungbauer & A. Trost (Hrsg.), *Klinischtherapeutische Soziale Arbeit. Grundpositionen, Forschungsbefunde, Praxiskonzepte* (S. 119–133). Verlag Modernes Lernen.

Porges, S. (2011). *The polyvagal theory: Neurophysiological foundations of emotions, attachment, communication, and self-regulation*. Norton.

Prager, J. (2011). Danger and deformation: A social theory of trauma part I: Contemporary psychoanalysis, contemporary social theory, and healthy selves. *American Imago, 68*(3), 425–448.

Preitler, B. (2006). *Ohne jede Spur: Psychotherapeutische Arbeit mit Angehörigen verschwundener Personen*. Psychosozial-Verlag.

Püttker, K., Thomsen, T. & Bockmann, A. (2015). Sekundäre Traumatisierung bei Traumatherapeutinnen. *Zeitschrift für Klinische Psychologie und Psychotherapie, 44*(4), 254–265.

Rathgeber, I., Rohrer, B. & Andreatta, P. (2022). Im Dienst der Gesundheit. Wenn die Belastungen in Folge des SARS-CoV-2 für das Personal zum Traumastress werden. *ProCare, 27*, 50–53.

Rauwald, M. (2013). Traumata. In M. Rauwald (Hrsg.), *Vererbte Wunden. Transgenerationale Weitergabe traumatischer Erfahrungen* (S. 21–29). Beltz Juventa.

Rauwald, M. (2021). Care for caregivers – Secondary traumatization in times of Corona. *Trauma – Zeitschrift für Psychotraumatologie und ihre Anwendungen, 19*(3), 16–24.

Reinhard, F. & Maercker, A. (2004). Sekundäre Traumatisierung, Posttraumatische Belastungsstörung, Burnout und Soziale Unterstützung bei medizinischem Rettungspersonal. *Zeitschrift für Medizinische Psychologie, 13*(1), 29–36.

Rienks, S. L. (2020). An exploration of child welfare caseworkers' experience of secondary trauma and strategies for coping. *Child Abuse & Neglect, 110*(3), 1–8.

Rohrer, B. & Andreatta, P. (2014). Die Aporien der Arbeit mit Tätern: Zwischen sekundärer Traumatisierung und Burnout. *Trauma – Zeitschrift für Psychotraumatologie und ihre Anwendungen, 12*(2), 54–62.

Rohrer, B. & Andreatta, P. (2021). Konfrontation mit sequentiellem Trauma: Entwicklungen in der sekundären Traumatisierung. *Trauma – Zeitschrift für Psychotraumatologie und ihre Anwendungen, 19*(3), 62–70.

Rosa, H. (2019). *Resonanz. Eine Soziologie der Weltbeziehung.* Suhrkamp.

Rössel-Čunović, M. (2018). *Hilfe ohne Grenzen? Gesundheitsressourcen erhalten in der psychosozialen Begleitung von Geflüchteten.* Vandenhoeck & Ruprecht.

Sachsse, U. (2022). *Traumazentrierte Psychotherapie: Theorie, Klinik und Praxis.* 4. Nachdruck. Schattauer.

Scheidt, C. E., Lucius-Hoene, G., Stukenbrock, A. & Waller, E. (2015). *Narrative Bewältigung von Trauma und Verlust.* Schattauer.

Schmitt, A. (1999). Sekundäre Traumatisierungen im Kinderschutz. *Praxis der Kinderpsychologie und Kinderpsychiatrie, 48*(6), 411–424.

Schneider, W. (2018). Nebenwirkungen von Psychotherapie beim Psychotherapeuten. In M. Linden & B. Strauß (Hrsg.), *Risiken und Nebenwirkungen von Psychotherapie: Erfassung, Bewältigung, Risikovermeidung* (S. 139–156). 2., aktual. Aufl. MWV Medizinisch Wissenschaftliche Verlagsgesellschaft.

Schulten, A. (2020). Sekundäre Traumatisierung als Berufsrisiko: Prävention – Schutz – Heilung. In F. Riffer, M. Sprung, E. Kaiser & L. Streibl (Hrsg.), *Therapeutische Beziehungen. Aktuelle Konzepte im Kontext der Behandlung psychisch kranker Menschen* (S. 169–191). Springer. https://doi.org/10.1007/978-3-662-60817-3_13

Schwarz, M. (2010). *Ohnmacht der Helfer. Reaktionen erster Ansprechpartner nach sexueller Gewalt.* Tectum.

Sendera, A. & Sendera, M. (2013). *Trauma und Burnout in helfenden Berufen: Erkennen, Vorbeugen, Behandeln – Methoden, Strategien und Skills.* Springer.

Shah, S. A., Garland, E. & Katz, C. (2007). Secondary traumatic stress: Prevalence in humanitarian aid workers in India. *Traumatology, 13*(1), 59–70. https://doi.org/10.1177/1534765607299910

Sinclair, H. & Hamill, C. (2007). Does vicarious traumatisation affect oncology nurses? A literature review. *European Journal of Oncology Nursing, 11*(4), 348–356.

Sinha, S. (2015). *Erschlagt die Armen.* Nautilus.

Skogstad, M., Skorstad, M., Lie, A., Conradi, H. S., Heir, T. & Weisæth, L. (2013). Work-related post-traumatic stress disorder. *Occupational Medicine, 63*(3), 175–182. https://doi.org/10.1093/occmed/kqt003

Somasundaram, D. (2010). Collective trauma in the Vanni: A qualitative inquiry into the mental health of the internally displaced due to the civil war of Sri Lanka. *International Journal of Mental Health Systems, 4*(22), 1–31.

Stamm, B.H. (2002). Einleitung zur ersten Auflage. In B.H. Stamm (Hrsg.), *Sekundäre Traumastörungen. Wie Kliniker, Forscher und Erzieher sich vor traumatischen Auswirkungen ihrer Arbeit schützen können* (S. 25–33). 2. Aufl. Junfermann.

Stamm, H. & Friedman, M. (2000). Cultural diversity in the appraisal and expression of trauma. In A. Shalev, R. Yehuda & A. McFarlane (Hrsg.), *International handbook of human response to trauma* (S. 69–85). Plenum Publishers.

Stampfl, S.J. (2020). Selbstfürsorge von Sozialarbeiter:innen und Sozialpädagog:innen – die Gefahr der Sekundären Traumatisierung im Kontext der Kinder- und Jugendhilfe. Unveröff. Masterarbeit, Fachhochschule FH Campus Wien.

Steil, R. & Ehlers, A. (2000). Dysfunctional meaning of posttraumatic intrusions in chronic PTSD. *Behaviour Research and Therapy, 38*(6), 537–558.

Steil, R., Ehlers, A. & Clark, D.M. (2013). Ein kognitives Modell der Aufrechterhaltung posttraumatischer Symptomatik. In A. Maercker (Hrsg.), *Posttraumatische Belastungsstörungen* (S. 239–258). 4. Aufl. Springer.

Steinlin, C., Dölitzsch, C., Fischer, S., Lüdtke, J., Fegert, J. & Schmid, M. (2015). Burnout, Posttraumatische Belastungsstörung und Sekundärtraumatisierung – Belastungsreaktionen bei pädagogischen Fachkräften in Kinder- und Jugendhilfeeinrichtungen der Schweiz. *Trauma & Gewalt, 9*(1), 6–29.

Stern, D. (2003). *Die Lebenserfahrung des Säuglings*. Klett-Cotta.

Stern, D. (2005). *Der Gegenwartsmoment. Veränderungsprozesse in Psychoanalyse, Psychotherapie und Alltag.* Brandes & Apsel.

Stevens, G., Eagle, G., Kaminer, D. & Higson-Smith, C. (2013). Continuous traumatic stress: Conceptual conversations in contexts of global conflict, violence and trauma. *Peace and Conflict: Journal of Peace Psychology, 19*(2), 75–84. https://doi.org/10.1037/a0032484

Streeck-Fischer, A. (2022). Komplexe und sequentielle traumatische Belastungsstörungen. In A. Hamburger, C. Hancheva & V. Volkan (Hrsg.), *Soziales Trauma – Ein interdisziplinäres Lehrbuch* (S. 163–171). Springer.

Tabor, P. (2011). Vicarious traumatization concept analysis. *Journal of Forensic Nursing, 7*(4), 203–208.

Tagay, S., Repic, N., Düllmann, S., Schlottbohm, E., Hermans, E., Hiller, R., Holtmann, M., Frosch, D. & Senf, W. (2013). Traumatische Ereignisse, psychische Belastungen und Prädikatoren der PTBS-Symptomatik bei Kindern und Jugendlichen. *Kindheit und Entwicklung, 22*(2), 70–79. https://doi.org/10.1026/0942-5403/a000102

Terr, L.C. (1991). Childhood traumas: An outline and overview. *American Journal of Psychiatry, 148*(1), 10–20.

Trappe, T. (2001). Die Unwirklichkeit des Todes. Erfahrungen und Überlegungen bei der Begleitung von Verkehrsunfallopfern und ihren Angehörigen, *Psychotraumatologie, 2*(3), 17. https://doi.org/10.1055/s-2001-16559

Trautmann, S., Reineboth, M., Trikojat, K., Richter, J., Hagenaars, M.A., Kanske, P. & Schäfer, J. (2018). Susceptibility to others' emotions moderates immediate self-reported and biological stress responses to witnessing trauma. *Behaviour Research and Therapy, 110*, 55–63. https://doi.org/10.1016/j.brat.2018.09.001

Tschauner, M. (2006). *Die Anhörung von kindlichen Opfern sexueller Gewalt aus psychotraumatologischer Sicht.* Verlag für Polizeiwissenschaft.

Tsoknyi Rinpoche (2012). *Open heart, open mind. A guide to inner transformation*. Rider.

Tulku, T. (1986). *Raum, Zeit und Erkenntnis. Aufbruch zu neuen Dimensionen der Erfahrung von Welt und Wirklichkeit*. 2. Aufl. Scherz.

Van der Kolk, B. (2009). Entwicklungstrauma-Störung: Auf dem Weg zu einer sinnvollen Diagnostik für chronisch traumatisierte Kinder. *Praxis der Kinderpsychologie und Kinderpsychiatrie, 58*(8), 572–586. https://doi.org/10.13109/prkk.2009.58.8.572

Van der Kolk, B. (2019). *Verkörperter Schrecken: Traumaspuren in Gehirn, Geist und Körper und wie man sie heilen kann*. 6. Aufl. Probst.

Van der Merwe, C. & Gobodo-Madikizela, P. (2007). *Narrating our healing: Perspectives on working through trauma*. Cambridge Scholars Publishing.

Vanheule, S. (2012). Über das Wesen der psychotischen Halluzinationen: Eine lacansche Sichtweise. *Journal für Psychoanalyse, 53*, 93–111. https://doi.org/10.18754/jfp.53.8

Varvin, S. (2000). Die gegenwärtige Vergangenheit. Extreme Traumatisierung und Psychotherapie. *Psyche – Z Psychoanal, 54*(9–10), 895–930.

Volkan, V. (2000). Großgruppenidentität und auserwähltes Trauma. *Psyche – Z Psychoanal, 54*(9–10), 931–953.

Wagner, D., Heinrichs, M., Kerber, U., Wingenfield, K., Hellhammer, D. & Ehlert, U. (2001). Wirkfaktoren der Prävention sekundärer posttraumatischer Belastungsstörungen bei Hochrisikopopulationen. In A. Maercker & U. Ehlert (Hrsg.), *Psychotraumatologie: Jahrbuch der Medizinischen Psychologie 20* (S. 201–225). Hogrefe.

Weber, R. (2002). Psychotherapeut und Traumaopfer. Risiken und Ressourcen des intersubjektiven Erlebens von Traumatherapeuten. In A. Birck, C. Pross & J. Lansen (Hrsg.), *Das Unsagbare: Die Arbeit mit Traumatisierten im Behandlungszentrum für Folteropfer Berlin* (S. 199–226). Springer.

Weidmann, A. (2008). Primäre und sekundäre Traumatisierung: ein Berufsrisiko für Journalisten? Überblick zum Stand der Forschung. *Trauma & Gewalt, 2*(3), 234–245.

Weimer, E. (2002). Die Integration des frühen Traumas. *Forum der Psychoanalyse, 18*, 257–275.

Weiß, W. (2006). *Philipp sucht sein Ich. Zum pädagogischen Umgang mit Traumata in den Erziehungshilfen*. Beltz Juventa.

Wellendorf, F. (1999). Jenseits der Empathie. *Forum der Psychoanalyse, 15*, 9–24.

WHO – World Health Organization (2022). *ICD-11: International classification of diseases*. 11. Aufl. https://icd.who.int/

Wiedemann, W. (2007). *Wilfred Bion. Biografie, Theorie und klinische Praxis des »Mystikers der Psychoanalyse«*. Psychosozial-Verlag.

Wiesel, E. (1998). *Die Nacht: Erinnerung und Zeugnis*. 3. Aufl. Herder.

Wilker, S., Pfeiffer, A., Kolassa, S., Koslowski, D., Elbert, T. & Kolassa, I.-T. (2015). How to quantify exposure to traumatic stress? Reliability and predictive validity of measures for cumulative trauma exposure in a post-conflict population. *European Journal of Psychotraumatology, 6*(1). https://doi.org/10.3402/ejpt.v6.28306

Willeke, S. (2018). »Wer lügt, wird erschossen«. [Interview mit Benjamin Ferencz]. *Zeit, Nr. 14/2018*. https://www.zeit.de/2018/14/benjamin-ferencz-nuernberger-kriegs verbrecherprozesse-adolf-hitler-donald-trump

Wilson, J. & Lindy, J. (1999). Empathic strain and countertransference. In M. J. Horowitz (Hrsg.), *Essential papers on posttraumatic stress disorder* (S. 519–543). Guilford Press.

Winnicott, D. (1991). *Von der Kinderheilkunde zur Psychoanalyse*. Fischer.

Zimmermann, P. (2019). Traumatisierungen nach militärischen Einsätzen. In G. Seidler, H. Feyberger & A. Maercker (Hrsg.), *Handbuch der Psychotraumatologie* (S. 414–423). 3. überarb. u. erweit. Aufl. Klett-Cotta.

Zito, D. & Martin, E. (2021). *Selbstfürsorge und Schutz vor eigenen Belastungen für Soziale Berufe: Mit Online-Materialien.* Beltz Juventa.

Živanović, M. & Vukčević Marković, M. (2022). Sekundäre Traumatisierung. In A. Hamburger, C. Hancheva & V. Volkan (Hrsg.). (2022), *Soziales Trauma – Ein interdisziplinäres Lehrbuch* (S. 279–286). Springer.